Do físico ao médico moderno

FUNDAÇÃO EDITORA DA UNESP

Presidente do Conselho Curador
Mário Sérgio Vasconcelos

Diretor-Presidente
José Castilho Marques Neto

Editor Executivo
Jézio Hernani Bomfim Gutierre

Assessor Editorial
João Luís Ceccantini

Conselho Editorial Acadêmico
Alberto Tsuyoshi Ikeda
Áureo Busetto
Célia Aparecida Ferreira Tolentino
Eda Maria Góes
Elisabete Maniglia
Elisabeth Criscuolo Urbinati
Ildeberto Muniz de Almeida
Maria de Lourdes Ortiz Gandini Baldan
Nilson Ghirardello
Vicente Pleitez

Editores Assistentes
Anderson Nobara
Fabiana Mioto
Jorge Pereira Filho

CONSULTORES DE MEDICINA SOCIAL

Antonio de Pádua Pithon Cyrino (coord.)
Everardo Duarte Nunes | José Ricardo de C. M. Ayres
Lilia Blima Schraiber | Rita Barradas Barata

Secretária
Rosa Maria Capabianco

Roberto Passos Nogueira

Do físico ao médico moderno
A formação social da prática médica

© 2006 Editora UNESP

Direitos de publicação reservados à:

Fundação Editora da UNESP (FEU)
Praça da Sé, 108 – 01001-900 – São Paulo – SP
Tel.: (0xx11) 3242-7171
Fax: (0xx11) 3242-7172
www.editoraunesp.com.br
www.livrariaunesp.com.br
feu@editora.unesp.br

CIP – Brasil. Catalogação na fonte
Sindicato Nacional dos Editores de Livros, RJ

N715d
Nogueira, Roberto Passos
 Do físico ao médico moderno: a formação social da prática médica / Roberto Passos Nogueira. São Paulo: Editora UNESP, 2007.

Inclui bibliografia
ISBN 978-85-7139-755-2

 1. Medicina interna - História. 2. Cirurgia - História. 3. Medicina - História. 4. Medicina - Prática- História. 5. Medicina social. I. Título.

07-1085. CDD: 610.9
 CDU: 61(09)

Editora afiliada:

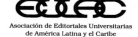
Asociación de Editoriales Universitarias
de América Latina y el Caribe

Associação Brasileira de
Editoras Universitárias

À memória de quatro grandes mestres:

Antônio Sérgio Arouca, companheiro de sempre e
orientador da tese que deu origem a este livro;
Juan César Garcia, pela inspiração e pelo estímulo;
Maria Cecília Donnangelo, que me instigou a estudar as
práticas médicas na perspectiva de sua organização social;
Paulo Marcelo Martins Rodrigues, notável clínico e educador
médico, que me conduziu ao campo da saúde coletiva.

O texto que se segue foi apresentado como tese de mestrado ao Instituto de Medicina Social da Universidade do Estado do Rio de Janeiro, em 1977, sob o título *Medicina interna e cirurgia: a formação social da prática médica*. O autor agradece a todos os professores e dirigentes desse instituto entre os anos 1974 e 1977, período que, a despeito da situação política do país, se mostrou muito profícuo para o debate intelectual e a abertura dos caminhos para o que, posteriormente, veio a se chamar de Movimento Sanitário. Um agradecimento especial é dirigido aos seguintes professores: Hésio Cordeiro, Roberto Machado, Madel Luz, Luiz Fiori e Reinaldo Guimarães.

Sumário

Apresentação   11

Nota introdutória a respeito do título   19

Introdução   21

1. Ideologia e prática médica   27

2. A estrutura corporativa   41

3. Um período de transição   55

4. Pontos de encontro   71

5. Técnica e conhecimento   89

Final – A arte médica   107

Posfácio   113

Apêndice   121
  Origens das corporações médicas na Antiguidade   123
  O que é a medicina liberal   143

Referências bibliográficas   167

Apresentação

Lilia B. Schraiber

Foi com grande satisfação que aceitei o convite para escrever esta apresentação. O texto que ora se publica me é particularmente caro. Li-o ainda por ocasião de meu mestrado, ao final dos anos 1970, mesma época em que foi escrito como dissertação de mestrado de Roberto Passos Nogueira. Essa leitura foi fundamental para que eu me aproximasse da historicidade da prática médica, situando-me, com sua maestria, nas questões propriamente históricas da medicina, em termos do saber médico, de sua prática e de seu exercício como profissão.

À época já era adepta da noção de que a medicina, embora sempre propalada como uma "prática tão antiga quanto a própria humanidade", não seria a mesma para todos os tempos. Compartilhando com Roberto e outros do campo da Saúde Coletiva da base marxista de reflexão, a referência dos processos históricos no exame das práticas em saúde colocava-se como fundamental. Não dispunha, porém, de elementos da história da profissão e do saber médicos que me permitissem compreender quais aspectos surgiam e quais se abandonavam com a modernidade, a ponto de constituí-la, relativamente à medicina medieval, uma nova intervenção.

Esse olhar sobre a medicina não era, de modo algum, uma tomada de posição fácil, pois mesmo cientes das grandes transformações dos recursos diagnósticos e terapêuticos, as quais, inclusive, eram vivenciadas no cotidiano dessa segunda metade do século XX com grande intensidade, era quase senso comum entre os médicos, como tem-se mantido até hoje, a percepção de uma certa "imunidade" à história. Creio que em boa parte essa imunidade gira em torno da representação da prática médica como "salvação": exercer a medicina seria essa arte de salvar vidas, salvar pessoas.

Pode-se dizer que essa representação torna-se hegemônica com a modernidade. O maior domínio do tempo cirúrgico e a progressiva ampliação do espectro e da profundidade das intervenções, alimentados pelo desenvolvimento científico e tecnológico, quer dos métodos diagnósticos, quer dos terapêuticos, sem dúvida fornecem os elementos materiais e concretos dessa compreensão. Mas também, ao mesmo tempo, fornecem a interpretação de certa linearidade de desenvolvimento, como se houvesse uma dinâmica evolutiva "natural" de conhecimentos e ações em medicina, sintetizada na própria noção de progresso (científico ou médico). Tal naturalidade dever-se-ia ao "atemporal e universal" propósito da medicina de sempre agir em nome da "salvação".

Dirá Laura Conti (1972, p.287-310), em excelente texto crítico sobre a medicalização do social a partir da modernidade, que a medicina é vista como prática de historicidade dos meios, mas anistoricidade de seus fins. Vale dizer, desenvolve seus recursos diagnósticos e terapêuticos sempre em busca da mesma finalidade; meios que se transformam, fazendo-o, porém, continuamente na mesma direção. Explicam-se, assim, duas outras concepções da medicina já bem arraigadas: os equipamentos e outros dispositivos, como medicamentos, por exemplo, seriam apenas aperfeiçoados no tempo, mas nunca especialmente (historicamente) criados; assim como a ausência de certo conhecimento, por exemplo, de alguma cadeia causal de adoecimento, seria apenas temporária – isto é, não se sabe... ainda –, sem se atentar para o fato de que algumas doenças são escolhidas para serem pesquisadas e outras, não.

Ora, com a qualidade de um texto de cunho histórico e que se debruça sobre a história (da medicina), a dissertação de mestrado de Roberto já trazia elementos documentais substantivos e sólidos argumentos na direção da historicidade dos fins da prática médica, ao apreender e desenvolver em seu texto o caráter social dessa prática, tal qual as demais práticas da sociedade. Dessa perspectiva, apontava para uma ruptura entre a medicina medieval e a da modernidade a ponto de requalificar totalmente a finalidade da intervenção médica e, então, também reorientar o próprio processo de fazê-la. Daí a mudança dos meios diagnósticos e terapêuticos de modo subordinado à mudança dos propósitos da nova intervenção.

A noção de que também a prática dos médicos seja presidida e impulsionada pelo social, tecendo-se a construção teórica da existência de uma *organização social da prática médica*, foi totalmente absorvida e trabalhada em seu texto. Elabora, pois, ao desenvolver este marco conceitual originalmente proposto por Maria Cecília F. Donnangelo em nosso campo, um social consubstancial às exigências (necessidades) técnicas dessa prática, criticando a concepção de que apenas estas últimas fariam o movimento da medicina. Tal elaboração tem tornado possível tomar a historicidade dos meios como expressão de opções históricas por determinados projetos sociais e não por outros, evidenciando assim o sentido ético-político do movimento das técnicas e das tecnologias. Deixam, pois, de serem "naturais" as mudanças desses meios, para, distantes de uma linearidade evolutiva, representarem rupturas de movimento anterior, com mudanças radicais no cotidiano da medicina. Produto dos novos projetos sociais e, no caso da modernidade, do projeto social do capitalismo industrial, tais mudanças viriam a representar a constituição de um *complexo médico-industrial*, construção mais visível apenas na segunda metade do século XX.

Adicionalmente, Donnangelo, também com base em Foucault e em releitura crítica do conceito de "medicalização do social" de Ivan Illich (1975),[1] atribui ao mesmo marco conceitual a *expansão normativa* da medicina sobre o social, em sua modernização. Isto porque, se qualquer medicina sempre terá sido uma prática social, é só a moderna que leva a própria socialidade ao âmago de seu modo de apreender os fenômenos de saúde e doença e intervir sobre eles, mesmo quando age sobre indivíduos. Por conseguinte (e como contrapartida necessária), só daí se conformam interesses socialmente organizados quanto a produção, distribuição e controle público dos modos de aprender, conhecer e fazer medicina.

Além disso, a posição que funda o marco referencial de *uma organização social da prática médica* também deve ser compreendida como um movimento intelectual de época, dos anos 1970. Trata-se, de um lado, da imensa influência em nosso meio que teve o livro *O nascimento da clínica* de Michel Foucault, em primeira edição brasileira datada de 1977 (do original francês de 1963), mas já circulando ao início dos anos 1970 na versão em língua espanhola, da edição pela Siglo XXI (1966). Influência essa que culminou com a própria vinda do filósofo ao Brasil, ministrando palestras no Instituto de Medicina Social da Universidade Estadual do Rio de Janeiro (UERJ), nesse mesmo período. De outro lado, trata-se igualmente da leitura crítica, de base marxista, feita ao peso atribuído, naquele texto, ao saber médico relativamente às mudanças históricas da prática profissional.

A obra de Foucault já suscitara polêmicas e ebulições intelectuais em seu próprio campo. Para a Saúde Coletiva, traz importantes aportes, ao demonstrá-la uma estratégia biopolítica do

---

1 As contribuições de Ivan Illich para a saúde foram tema da tese de doutorado de Roberto Passos Nogueira, em 1998, publicada em livro (Nogueira, 2003).

Estado moderno: da medicina de Estado alemã à higiene do urbano francesa, mesclam-se medicina e sociedade, esta última no moderno sentido de um conjunto populacional geograficamente delimitado e controlado pelo Estado, com a criação das nações – sua representação simbólica. E esta "medicina socializada" é um dos dispositivos do Estado para o exercício de seu controle. Medicina, portanto, impregna-se de sentido social. Ao mesmo tempo, seu livro sobre nascimento da clínica anatomopatológica (medicina moderna) produz grande impacto ao trabalhar esse nascimento, sobretudo pelas transformações que se operam no núcleo epistêmico do saber.

A leitura feita por Roberto para esse mesmo nascimento busca relativizar esse plano do saber, destacando as instituições e instâncias políticas da construção do moderno. Valoriza, assim, influenciado pela referida base marxista de interpretação, o plano produtivo das sociedades: a reestruturação da produção dos serviços na *organização social da prática médica*.

O desenvolvimento dessa referência teórico-conceitual resultou, nos anos subsequentes – os de 1980 – em uma mudança na tomada das especificidades do próprio exercício profissional em medicina. Demonstram-no a inflexão verificada nos estudos acerca dos recursos humanos em saúde, além da própria crítica à noção de "recursos" aplicada aos trabalhadores da saúde (cf. Nogueira, 1987, 1992; Paim, 1994; Schraiber & Peduzzi, 1993).

Dá-se, desde ali, uma nova forma de se olhar os condicionantes da profissão, surgindo com destaque, por exemplo, toda a esfera do mercado de trabalho. É certo que afirmar isso nos dias atuais parece algo óbvio: quem hoje recusaria a noção de que o mercado de trabalho é forte condicionante das possibilidades profissionais dos médicos?

No entanto, esta compreensão que, hoje, nos vem fácil, de tão familiar em nossas representações, nos idos de 1970 era quase uma heresia, dada a consagração da tomada das questões em torno das profissões e seus exercícios como problemáticas derivadas da e exclusivamente atinentes à esfera de seus saberes: quão desenvolvido era este saber e suas técnicas; como se dava seu ensino; qual a qualidade das escolas e dos professores etc.

Claro que tais questões são reconhecidas como relevantes até hoje, mas não ousaríamos mais afirmar que a efetivação da vida profissional e a inserção em mercado seriam mera decorrência da boa qualidade da formação escolar, independendo, pois, da estrutura de prestação de serviços em medicina e do leque de oportunidades de trabalho. Ou então, independentemente da organização da produção da assistência, a qual delimita o próprio leque de incorporação tecnológica nos serviços!

Pode-se ver, pois, a relevância do estudo então empreendido por Roberto. A presente publicação, do estudo original e de novas contribuições, resgata uma dívida histórica em duplo sentido: o do registro para a história da Saúde Coletiva das primeiras formulações de um quadro conceitual tão produtivo e o registro da própria história da medicina, campo ainda pouco explorado no país e apenas em tempos mais recentes.

Quero, ainda, chamar a atenção do leitor para uma terceira face da relevância do estudo, que acentua a importância da atual publicação. Embora nos permita uma aproximação à medicina medieval, é a rica exploração da medicina do Renascimento, momento de inflexão histórica que criou a profissão médica da modernidade, que quero destacar. Dois são os motivos. Primeiro porque, com muita propriedade, seu texto nos faz perceber que quando "físicos" e "cirurgiões-barbeiros" (provavelmente os de "bata longa", os da formação universitária – Bolonha, Florença – talvez mais que os das corporações de ofício) adentram o hospital, reformam-se. Se o hospital, como mostrara Foucault, sofre uma transformação a partir da medicina militar em local e instrumento de cura, sendo este o perfil que adquirirá na modernidade, físicos e cirurgiões-barbeiros agora se tornam clínicos: médicos de uma mesma e única medicina, que virá mais tarde a conformar-se na clínica anatomopatológica. Este exame do momento de inflexão mostra claramente as rupturas, pois nas permanências históricas de um lidar com os sofrimentos e os adoecimentos surgem outro saber, outro hospital, outro médico... e, sobretudo, nasce a *eficácia técnica*.

Em segundo lugar, esse olhar mais atento que Roberto nos traz para o exame dos momentos de inflexão pode nos ser mais significativo, nos dias atuais, que uma impressão primeira nos dá. Isto porque, diante da atual crise da medicina – que se estende a domínios absolutamente substantivos de sua constituição moderna, como é o caso da crise de confiança derivada das rupturas interativas entre o médico e seu paciente – pode indicar que se atravessa, hoje, um outro momento de inflexão, o qual, do interior da medicina, estaria apontando para outro nascimento de vida social.

Ao leitor, então, esta instigante leitura e o agradável desafio de novas reflexões.

Referências bibliográficas

CONTI, L. Estrutura social y medicina. In: ALOISI, M. et al. *Medicina y Sociedad*. Barcelona, 1972. p.287-310.

ILLICH, I. *A expropriação da saúde*. Nêmesis da Medicina. Rio de Janeiro: Nova Fronteira, 1975.

NOGUEIRA, R.P. A força de trabalho em saúde. In: MEDICI, A.C. (Org.) *Textos de Apoio. Planejamento I*: Recursos Humanos em Saúde. Rio de Janeiro: PEC/ENSP/ABRASCO, 1987.

_____. *Anotações sobre a trajetória e os problemas de pesquisa em recursos humanos de saúde*. Rio de Janeiro, 1992. (mimeo).

_____. *A saúde pelo avesso*. Natal: Seminare Editora, 2003.

PAIM, J.S. *Recursos humanos em saúde no Brasil*: problemas crônicos e desafios agudos. São Paulo: Faculdade de Saúde Pública/USP, 1994.

SCHRAIBER, L.B., PEDUZZI, M. Tendências e possibilidades da investigação de recursos humanos em saúde no Brasil. *Educ. Méd. Salud*, v.27, n.3, p.295-313, 1993.

Nota introdutória
a respeito do título

A palavra *físico* foi usada durante toda a Idade Média para designar o médico internista, ou seja, aquele que empregava drogas diversas no tratamento de enfermidades internas do corpo, em contraposição ao cirurgião, que cuidava de lesões e problemas externos por meio de operações manuais. De acordo com Galeno, universalmente influente nessa época, um médico internista deveria, antes de tudo, ser um filósofo, para poder compreender a natureza humana em sua pertinência à totalidade da natureza (*physis*). Apoiado em Hipócrates e na cosmologia de Empédocles, Galeno ensinava que o corpo humano é composto por quatro humores (sangue, linfa ou fleuma, bílis amarela e bílis negra), que correspondem, em suas propriedades, aos quatro elementos naturais (ar, água, fogo, terra). A saúde dependia de uma adequada combinação (*krasis*) entre esses humores e, ao mesmo tempo, de sua correlação com o ambiente e o clima em que vive o indivíduo. A partir do século XII, a palavra *fisicien*, em francês, difunde-se para várias línguas europeias, inclusive para o português. No inglês (*physician*), ainda hoje conserva esse significado original. Foi só no século XVIII que a palavra física passou a se referir à ciência peculiar aos trabalhos e experimentos de Galileu e de Newton. Mas a ideia de que o corpo humano é natureza persiste na denominação adotada para uma das principais disciplinas científicas da medicina, a fisiologia.

Introdução

A medicina, como arte ou técnica, esteve marcada, desde tempos imemoriais, por seu objetivo imediatamente prático – a prevenção e a cura das moléstias. Caracterizou-se, em razão desse objetivo, pela intervenção instrumental sobre o corpo humano, mediante preparados medicamentosos e de operações manuais. Bem cedo, entretanto, desdobrou-se em ramos ou práticas, tecnicamente diferenciadas, que podiam ou não competir a um mesmo profissional.

No plano discursivo, foi estabelecida uma divisão que se fez bastante conhecida pelo tratado *De Re Medica*, do enciclopedista romano Aulus Celso; segundo Celso (1876, p.5), os gregos costumavam classificar a arte médica em três grandes ramos:

- a cura pelos medicamentos ou "farmacêutica";
- a cura pelas operações manuais ou cirurgia;
- a cura pelo regime ou "dietética".

Dessas três técnicas, a dietética, regime do corpo ou higiene – denominações que recebeu em diferentes épocas – exercia uma função auxiliar em relação às outras duas. Na Grécia clássica, ela destinava-se a regulamentar a vida dos cidadãos – a alimentação, as bebidas, os exercícios físicos, os banhos e as variadas formas de lazer. Distinguia-se não pelo aspecto instrumental, mas por ser tipicamente normativa; em vez de fazer uso de um instrumento artificial, regulava, metodicamente, os modos de vida. As duas restantes, ao contrário, estavam marcadas instrumentalmente: a "farmacêutica" ou medicina interna, pelo emprego de substâncias medicinais em seus intentos curativos; e a cirurgia, pelo emprego da mão e de utensílios diversos no tratamento de feridas, fraturas, luxações e outros danos físicos semelhantes.

Decerto, a cirurgia e a medicina interna têm cada qual sua própria historicidade: a cirurgia hipocrática, de fundamento ortopédico, deu lugar, durante a Idade Média, a uma cirurgia das feridas, das úlceras e dos abscessos; e a medicina humoral renascentista transmutou-se em uma anatomoclínica, no início do século XIX. Os objetos e os fundamentos teóricos de uma e de outra variaram bastante ao longo do tempo. O que permaneceu constante e nos permite falar de uma medicina interna e de uma cirurgia mediante todas as mutações históricas é o tipo de intervenção terapêutica: em um caso, caracterizada pela utilização de determinadas substâncias no combate às enfermidades dos órgãos internos; e noutro, pelo emprego da mão e do instrumento, em uma ação que pretende efetuar uma correção mais imediata do traumatismo e do transtorno.

Assim, a medicina interna e a cirurgia constituem os protótipos da divisão técnica do trabalho no campo das profissões médicas. Atualmente, elas se apresentam como subdivisões de um mesmo ofício; têm referenciais teóricos comuns e, conectadas no ensino e na prática, prestam entre si auxílio mútuo. No entanto, tal situação é produto de uma longa evolução histórica, assinalada por antagonismos e conflitos, que se estendeu, na Europa Ocidental, da Alta Idade Média até fins do século XVIII. Durante todo esse tempo, suas relações foram as de dois ofícios distintos, embora correlatos em seus fins; duas profissões qualitativamente diferenciadas, tanto no plano técnico como no social, por distintas formas de saber, de habilitação e de participação na sociedade.

Por sua ação mecânica sobre o corpo humano, a cirurgia logo foi identificada a um tipo de trabalho físico. A medicina interna, por outro lado, revestiu-se de caráter operacional menos nítido, sobretudo graças ao aparecimento do boticário, que tomou a si a tarefa de manipular as ervas e preparar as poções medicamentosas. A noção de trabalho chegou a ser apartada do exercício da medicina interna e suas qualidades de saber, filosófico ou prático, foram mais reconhecidas e acentuadas. Desse modo, condições peculiares à sociedade medieval puderam fazer de seus praticantes figuras que se defrontavam antagonicamente: o humilde artesão em face do douto prestigioso, o homem da técnica em face do filósofo. E quando, alguns séculos depois, ainda por motivos que se fundam na natureza do social, elas se aproximaram e passaram a ser especializações de uma mesma prática e de um mesmo saber, a "tecnicidade" tornou-se um atributo global da medicina e não só da cirurgia.

São essas relações complexas e variáveis entre cirurgia e medicina interna, da Idade Média ao início do século XIX, que constituem o principal objeto de indagação deste livro.

Em nossa análise, a questão do relacionamento entre cirurgia e medicina interna está subordinada a duas outras, de ordem geral: 1. como se dão as relações entre medicina e sociedade; 2. qual é a contribuição da técnica para a formação do conhecimento objetivo, na medicina.

Entendemos que deva haver uma ordem de prioridade no trato dessas questões. Assim, tentamos mostrar, primeiro, como a organização da prática médica molda-se por características ideológicas, políticas e econômicas da sociedade e como colabora na reprodução das relações sociais, antes de abordar o problema da técnica. Tal ordem é justificada pela razão de enfocarmos a técnica com base na noção de processo de trabalho, que requer a consideração de contextos sociais específicos.

No esclarecimento de ambas as questões, propomos o conceito de *organização social da medicina*, que se refere ao conjunto estruturado e institucionalizado das relações sociais (políticas, econômicas e ideológicas) próprias a um tipo de prática médica. A organização social da medicina funcionaria como instância mediadora das determinações entre sociedade e medicina. Nossa hipótese central é que, no seio da organização corporativa, que perdurou até o século XVIII, a medicina interna e a cirurgia ocupavam posições distintas, porque, seguindo essa forma de organização, elas igualmente estavam relacionadas de maneira distinta com o restante da sociedade; por outras palavras, seu significado social não era o mesmo.

Interessa-nos a medicina como parte da divisão social e técnica do trabalho. O objeto a ser analisado é a atividade real e concreta de seus praticantes, na medida em que se encontra inserida em uma organização social particular e, mediante esta, em um determinado modo de produção, representado por formações sociais da Europa Ocidental, sobretudo Inglaterra e França. As questões epistemológicas que formularemos decorrem também dessas características de prática social e técnica atribuídas à medicina e fazem emergir velhos conceitos da dialética materialista: a práxis, a relação entre o velho e o novo, o trabalho como elemento formador do conhecimento objetivo etc.

Quanto a esses pontos, de ordem conceitual e metodológica, situamo-nos, dentro de nossas possibilidades, em posição contrária à daquela que é certamente a mais importante obra acerca da evolução do conhecimento médico – *O nascimento da clínica*, de Michel Foucault (1972).

Uma das principais críticas a ser feita a essa obra de inusitado brilhantismo é que, ao tomar como ponto de partida o saber e sua pretensa materialidade discursiva, Foucault pôs de lado todas as peculiaridades da medicina como prática técnica. Tornada apenas um saber, que se correlaciona com outros campos do conhecimento, a medicina pôde ser tratada de maneira idêntica à linguística, à história natural, à economia etc., com o mesmo método de "arqueologia do saber" de *As palavras e as coisas* (Foucault, s.d.).

Mas a "arqueologia do saber" faz desaparecer a especificidade técnica da medicina perante as ciências em geral. Assim, o conhecimento inovador é apresentado como resultado não da prática concreta dos indivíduos na sociedade, mas de mudanças internas nas formas coletivas de pensar as coisas, ou seja, das "epistemes". Em seus pressupostos, o método de Foucault é idealista, porque abstrai o movimento real da história, como o observa Carlos Nelson Coutinho:

> Foucault afirma, por exemplo, que o conceito de "produção" – central na economia clássica inglesa e no marxismo – nada tem a ver com o fato de ter surgido, na vida real, um sistema econômico, o capitalista, que tem na produção o seu objetivo central; trata-se apenas de um resultado da mudança de "episteme". (1972, p.157)

Em *O nascimento da clínica*, no entanto, há eventos extradiscursivos tomados em consideração – a Revolução Francesa, as "lições do hospital", o fim do corporativismo médico etc. Mas o estatuto desses eventos é ambíguo, porque não se sabe se têm interesse *por si* ou apenas porque provocam ou são objetos do discurso. Em relação à Revolução Francesa fica patente que importam mais os debates suscitados (sobre a necessidade da hospitalização, livre exercício da medicina etc.) do que a significação histórica do acontecimento, de tal forma que os eventos extradiscursivos ainda são tratados através da ótica dos discursos.

Em seus pressupostos epistemológicos, *O nascimento da clínica* revela-se extremamente vulnerável a uma crítica materialista. Contudo, quanto a inumeráveis detalhes, traz contribuições de grande valia; isso ocorre porque a capacidade perceptiva de Foucault, fundada em informações exaustivas, frequentemente ultrapassa os estreitos limites dos discursos. Nesse sentido, podemos dizer que, quanto a certas questões substantivas, não há contradição entre nosso estudo e *O nascimento da clínica*.

De nosso ponto de vista, em termos de análise, o nível do saber é secundário ao da prática real e social dos indivíduos. O conhecimento médico se nos afigura balizado socialmente não por determinações imediatas emanadas da estrutura social, mas pela vinculação com os componentes políticos, ideológicos e econômicos que se institucionalizam em torno da prática médica, dando lugar à, assim chamada, organização social da medicina. O foco de análise desloca-se do objeto *discurso* para o objeto *prática* e o elemento explicativo passa a ser a organização social da medicina, no lugar da episteme. Contudo, ousadamente, ocupamo-nos de um período histórico maior do que o abrangido por Foucault, mas retendo somente o que interessa à compreensão das relações entre medicina interna e cirurgia.

Nossa investigação esteve limitada pela pouca disponibilidade de material bibliográfico existente no país. Entretanto, considerando que nossa intenção é tão somente a de contribuir com uma reflexão sobre a história social da medicina – e não realizar uma versão historiográfica ou "arqueológica" desse período –, essa limitação parece não ter implicações muito graves no plano metodológico.

1
Ideologia e prática médica

A medicina medieval é costumeiramente apresentada em traços muito gerais que criam uma profusão de imagens estereotipadas: a prática pelos monges, a *caritas* que a tudo preside, os médicos-astrólogos, os barbeiros ignorantes etc. É por meio de tais lugares-comuns que certos textos de história da medicina põem em evidência a conexão da prática médica com as manifestações ideológicas predominantes, tanto as ortodoxas (catolicismo) como as heterodoxas (alquimia, magia, astrologia etc.).

Entretanto, todas essas imagens, que aparentemente ilustram o "obscurantismo medieval", são, na verdade, um obstáculo à correta compreensão das ligações entre ideologia e prática médica, porque levam a uma identificação da ideologia apenas com o falso saber e negligenciam o conjunto das condições sociais.

Ora, em primeiro lugar, é necessário diferenciar a prática estritamente religiosa ou monástica daquela laicizada e técnico-profissional, que surgiu sobretudo a partir do século XII. A distinção importa em que se considerem contextos sociais diversos; de um lado, o campo, e de outro, a cidade. São duas formas de organização social da medicina organicamente integradas às características da sociedade feudal em períodos distintos, embora, por algum tempo, tivessem existido lado a lado. Na medicina religiosa ou monástica, a ligação com a ideologia é imediata, ao passo que na medicina urbano-corporativa ela se faz de maneira mediatizada, pelas posições relativas de seus agentes, pela estrutura político-jurídica das corporações etc., como veremos adiante.

Para apreender o significado da medicina monástica, deve-se ter em vista a atuação político-econômica da Igreja durante a longa crise da economia urbana que se abateu sobre a Europa Ocidental após a dissolução do Império Romano. No que tange à reorganização da produção, pelo agrupamento dos camponeses e pela proteção a eles, as instituições eclesiásticas tiveram o mesmo papel dos "homens em armas" que caracterizam o senhorio da aristocracia fundiária. Imune à rapina e à guerra, pelo respeito religioso que imprimia, o domínio dos mosteiros e das prelazias constituía um lugar relativamente seguro para a subsistência, mediante o cultivo da terra. Os laços que prendiam os colonos ao núcleo religioso eram os da dependência feudal: implicavam o pagamento de dízimos e outras obrigações. O centro monástico, por sua vez, além da proteção física, proporcionava certos serviços, revestidos, naturalmente, de caracteres religiosos. Vejamos o que diz Gramsci a esse respeito:

> A relação entre colonos e convento é a relação feudal, com concessões niveladoras, e é ligada não só à elaboração interna que ocorre no trabalho dos monges, como ao crescimento da propriedade fundiária do mosteiro. Outro desenvolvimento é dado pelo sacerdócio: os monges servem como sacerdotes em território circunvizinho e sua especialização aumenta: sacerdotes, intelectuais de conceito, copistas, operários, industriais, artesãos. (1968, p.39)

Poderíamos acrescentar: médicos e enfermeiros. Os cuidados aos enfermos constituíam parte importante dos serviços prestados pela ordem religiosa à comunidade dos colonos.

Artur Gusmão, em elaborado estudo sobre a história da abadia de Alcobaça, descreve nos seguintes termos a miríade de especializações em que se dividiam os monges e os responsáveis pela organização produtiva em torno do centro monástico:

> No Mosteiro, como cérebro, o D. Abade, o Celareiro, o Enfermeiro, o Esmoler, o Arquiteto, o Dispenseiro, o Cozinheiro e tantos outros monges especializados, num determinado sector de vida da Abadia, bem como a legião de operários trabalhadores, pedreiros, carpinteiros, entalhadores, etc.; nos campos circunjacentes, os encarregados de abrir os caminhos, as fontes, as minas, os directores de granjas, os colonos, os irmãos conversos e os mil e um trabalhadores empenhados no alastramento progressivo da vida, nos quase desertos campos da Estremadura. (1948, p.34)

Os serviços de cunho médico estavam integrados a esse conjunto de atividades pelas quais os monges ordenavam e controlavam a produção, reproduzindo as relações de dependência do camponês para com o mosteiro. Reforçada pela natureza das representações religiosas que lhe serviam de base, essa prática médica cumpria o papel político-ideológico de perpetuar a subordinação dos camponeses ao senhorio monástico.

Nas circunstâncias da Idade Média, os cuidados aos enfermos eram uma das tarefas compreendidas no sacerdócio exercido em favor da comunidade de colonos, tanto na feudalidade da Igreja como naquela da aristocracia. Recebidos com fervor religioso, esses serviços constituíam uma garantia de continuidade do pagamento das prestações servis. Assim, contribuíam para a reprodução das relações sociais e, especificamente, das relações de dependência feudal.

Mas o efeito político-ideológico dessas atividades de sacerdócio e assistência só se produzia quando eram realizadas coletiva e gratuitamente, sob o signo da *caritas*. Em princípio, a manutenção dos clérigos deveria estar fundada na repartição do excedente produzido pelos colonos e apropriado pelo senhorio, monástico ou aristocrático. Por esse motivo, a introdução do dinheiro, que individualiza o produtor e o consumidor, nivelando-os pela troca mercantil, representou um elemento de perturbação da ordem vigente, sobretudo do ponto de vista do centro monástico. Este se viu ameaçado pela monetarização dos serviços médicos. A tendência à profissionalização dos monges teve, em tais condições, de ser contrariada pela autoridade papal:

> Os clérigos foram, por muitos anos, as únicas pessoas que ensinaram e praticaram a "física" ... Esta profissão tornou-se tão rendosa e tantos monges se dedicaram a seu estudo e prática, abandonando os mosteiros e negligenciando seus deveres religiosos, que oito dos cânones promulgados pelo Concílio de Tours em 1163 proibiam aos monges ausentarem-se de seus mosteiros por mais de dois meses e ensinarem ou praticarem física. (South, s.d., p.7-8)

A profissionalização parece ter sido particularmente acentuada em relação à cirurgia, e novos éditos papais se voltaram contra sua prática no decorrer do século XIII, sob a alegação de que o sangue repugnava à Igreja (*Ecclesia abhorret a sanguine*).

Embora a medicina dos clérigos nascesse diretamente da principal esfera de produção ideológica (ou seja, das instituições eclesiásticas), não estava destituída de alguns requisitos técnicos. Havia certa proficiência no manejo dos meios de cura e conhecimentos positivos assimilados dos clássicos greco-romanos e arábicos, cujo traslado em cópias manuscritas era uma das tarefas conventuais, desde a época de Casiodoro (c. 490-585 d.C.).

Na organização da propriedade feudal, os pequenos camponeses tinham por base de trabalho a comunidade, dependente, como um todo, do núcleo senhorial. Nos serviços militares, religiosos e médicos, que tal núcleo estendia à comunidade, misturavam-se os sentidos de proteção e dominação. A medicina dos clérigos fazia parte, portanto, dos mecanismos pelos quais a hierarquia de nobres e prelados conservava a condição servil em suas terras. Esse tipo de medicina, sendo um dos laços de união, ou melhor, de subordinação, da comunidade ao núcleo senhorial, estava comprometido com a reprodução das relações entre as classes que participavam do modo de produção feudal, nas áreas rurais.

Nas cidades, que surgiram pelo surto de desenvolvimento urbano e comercial dos séculos XI e XII, as atividades médicas ou paramédicas dos clérigos tomaram outro caráter, vinculando-se aos hospitais, sobre os quais falaremos adiante. Por outro lado, originou-se, com base nas universidades e nas corporações cirúrgicas, uma nova forma de organização social da medicina, já em grande parte laicizada. Em relação a essa nova organização da prática médica, o domínio político-ideológico, que a Igreja exerce sobre o conjunto da sociedade, manifestar-se-ia mediante o controle das instituições universitárias.

* * *

Na prática urbano-corporativa, constituída como profissão e não como sacerdócio, a ideologia é ainda o principal determinante da organização social da medicina. Está presente sobretudo nas relações de dependência que unem seus agentes – médicos, cirurgiões e boticários – e na maneira em que se distribui o poder entre as corporações correspondentes. Este é apenas um caso particular de situações que são típicas da sociedade feudal, na qual o ideológico estava imediatamente implicado na trama das relações políticas e econômicas.

A organização da medicina urbano-corporativa ergue-se sobre uma base ideológica que sustenta certas relações pessoais de dependência, as quais, por sua vez, refletem-se no escalonamento que as entidades corporativas mantêm entre si quanto ao poder de jurisdição sobre a prática dos profissionais.

A superestrutura da sociedade feudal caracterizou-se por longas cadeias hierárquicas que subordinavam as pessoas às outras. No campo, a propriedade da terra cabia a uma hierarquia de senhores e prelados, com direitos diferenciados na apropriação dos produtos e das heranças dos inferiores. Em qualquer estrato social existia uma série de obrigações a serem cumpridas com relação à figura do superior, seja materialmente, pelos tributos, seja em termos de disciplina e respeito. A dependência é um fenômeno generalizado:

> Não há o indivíduo independente; todos são dependentes: servos e senhores feudais, vassalos e suseranos, leigos e clérigos. A dependência pessoal caracteriza tanto as relações sociais da produção material quanto as outras esferas de vida baseadas nessa produção. (Marx, 1968, p.86)

Não existindo propriamente um Estado que ordenasse coercitivamente as relações entre as classes, o poder político-jurídico encontrava-se diluído no seio da sociedade. Mediada pelo ideológico, a coerção política fazia-se de pessoa a pessoa.

Na cidade, a hierarquização também estava presente. O nexo de autoridade, no caso da produção urbana, tinha uma justificativa igualmente ideológica: os ofícios que lidavam com coisas materiais deviam estar subordinados àqueles que envolviam apenas o intelecto. Às práticas nobres e espirituais competia orientar e supervisionar as mais mundanas.

Essa estrutura de ordens e autoridade pessoal afetou a organização social da medicina, tendo conferido ao médico internista uma posição de superioridade perante o cirurgião, baseada em pretensos méritos intelectuais. Da mesma forma, as guildas cirúrgicas tiveram de se subordinar aos ditames das instituições corporativas dos internistas, ou seja, das faculdades médicas. Entre essas duas categorias profissionais estabeleceram-se certas diferenças de ordem social e técnica, que podem ser assim resumidas:

1. o médico internista (físico) ocupava na estratificação social um lugar nitidamente mais elevado e desfrutava de grande reputação;

2. os objetos que entravam no campo de competência de um e de outro estavam estritamente delimitados – um febricitante

jamais poderia receber cuidados de um cirurgião e um ferido não deveria ser tratado por um físico;

3. o mesmo ocorria em relação aos recursos instrumentais; por exemplo, a prescrição de medicamentos internos e de flebotomia eram prerrogativas do físico;

4. o cirurgião, tal como o boticário, estava subordinado em suas ações à orientação e à vigilância do físico e das instituições universitárias, que detinham o poder corporativo correspondente aos interesses dos que praticavam a medicina interna.

Assim, havia diferenças tanto individuais, criadas por uma dependência pessoal, quanto institucionais, determinadas pela supremacia política das faculdades médicas diante das guildas cirúrgicas. Tais diferenças encontram explicação no papel que o físico assumia na sociedade: assim como o clérigo, com quem frequentemente estava associado, ele era um intelectual orgânico da classe dominante. A primazia do físico na organização social da medicina tem raiz em seu desempenho intelectual, que contribuía para a reprodução, no âmbito ideológico, das relações sociais prevalentes no feudalismo.

O físico não se limitava a exercer um ofício que requer habilidade e conhecimento especiais. Ele era algo mais que um técnico, havia uma aura mística cercando sua capacidade em lidar com os males do corpo. Todo um conjunto de características dos objetos atinentes à medicina interna favoreceu-a no cumprimento de tarefas ideológicas. As doenças dos órgãos internos, as febres, as síndromes dolorosas tinham causas misteriosas e mecanismos recônditos. A explicação da causação das enfermidades e de seus movimentos interiores levava inevitavelmente a um compromisso com o ideológico, patenteado particularmente no caso das epidemias, em que o comportamento da população constituía constante ponto de referência. Em uma obra datada de 1348, o físico catalão Jacme D'Agramont perfilava-se com todos os seus contemporâneos ao asseverar que a "pestilência do ar" é muitas

Do físico ao médico moderno

vezes mandada por Deus, "por causa de nossos pecados" (D'Agramont, 1949).[1] Já em pleno século XVII, João Ferreira Rosa, médico português estabelecido em Recife, fazia ecoar a tradição medieval, atribuindo à ira divina o aparecimento de uma "constituição pestilencial" (febre amarela) em Pernambuco:

> Quem à vista de nossos pecados deixará de dar por causa a ira de Deus, tomando por instrumento as causas referidas, ofendido de nossas culpas? E irada a Justiça Divina de nossa contumácia, prosseguirá este contágio, enquanto se não reformarem nossos péssimos costumes ... (Morão, Rosa e Pimenta, 1956, p.246-7)

A divisão entre afecções que deveriam ser tratadas pelo físico e as de competência do cirurgião apoiava-se em uma oposição entre o interno e o externo. Os objetos de intervenção cirúrgica (feridas, úlceras, fraturas, hérnias e "pedras") situavam-se na superfície do corpo ou em outros sítios acessíveis aos sentidos. Deviam ser exploráveis pela visão ou pelo tato. A medicina interna, em contraposição, elegia a si um espaço de atuação internalizado, a região imaginária dos fluidos e dos humores. Seus objetos só se definiam conjeturalmente. Exigiam um saber amplo e universalista. Desse modo, a divisão de trabalho entre essas práticas tomava por base o contraste entre o natural e o transcendental, o visível e o oculto, base sobre a qual assentava a supremacia do físico.[2]

---

1 A respeito das teorias de causação das epidemias na Idade Média, ver Winslow (1944).

2 Tais contrastes estavam, evidentemente, associados à oposição entre alma e corpo, que também era de tipo hierárquico. Embora ambos os ofícios tratassem de objetos corporais, a medicina interna distinguia-se como uma atividade "espiritual" na medida em que procurava interpretar os "porquês" das doenças e determinar seus mecanismos internos. Deve ser observado que, contrariamente ao que insinuam alguns historiadores da medicina (Henry Sigerist e Vitor Robison, entre outros), a teologia cristã não preconizava uma doutrina de desprezo ao corpo, reconhecendo, apenas, que entre ele e a alma – elemento imaterial e inteligente – havia uma relação de inferior a superior. O erro daqueles historiadores resulta da generalização de uma

As formas de intervenção eram regulamentadas em conformidade com essa discriminação entre o externo e o interno. A cirurgia estava limitada aos recursos da ação tópica – recebia precisamente a denominação *medicina externa*. Atuava tecnicamente pelo auxílio da mão e de instrumentos sobre objetos que, na maioria das vezes, resultavam de eventos naturais – lutas, acidentes e assim por diante. O que mais lhe avultava era o trabalho manual (é este seu significado etimológico: *kheir* + *ergon*), a habilidade da mão que corta, separa, extrai e junta. Sua eficácia dependia da interação mecânica de determinados instrumentos de corte, suturação e penso, com um objeto sensível e manipulável. Essas propriedades do objeto e do modo de intervenção da cirurgia tornavam-na menos apta ao exercício de atividades ideológicas. Isso não significa, entretanto, que fosse refratária à ideologia religiosa, especialmente na forma propagada pelo físico, que o cirurgião, de diferentes maneiras, assimilava. Mas não há dúvidas de que os físicos eram os únicos que dispunham de condições intelectuais para representar organicamente a classe dominante.

A influência do saber médico sobre as massas provinha dos físicos e não dos cirurgiões. Um cirurgião poderia trabalhar em silêncio, apenas transmitindo ordens terapêuticas indispensáveis.

---

concepção muito particular, a dos maniqueus, que Santo Agostinho combatia nos seguintes termos: "Há homens que, não compreendendo que toda natureza, espírito ou corpo, é essencialmente boa, porque veem como o espírito é vítima de iniquidade e o corpo o é da mortalidade ou corrupção, tratam de defender que Deus não é autor do espírito mau nem do corpo mortal .... É tão grande seu erro, seu delírio e, mais propriamente, sua loucura, que não veem que no que eles chamam a natureza do supremo mal estão compreendidos muitos bens, como sejam: a vida, o poder, a saúde, a memória .... E, ao contrário, no que chamam o Supremo Mal estão incluídos inumeráveis males: a morte, a enfermidade, o olvido, a loucura ..." (1951, p.981 e 1022-3). Estão errados, portanto, todos os historiadores da medicina que, entre um sem-número de inverdades sobre a Idade Média, tentam explicar o pouco progresso da medicina nesse período com base em um suposto menosprezo pelo corpo, que a Igreja teria pregado a seus fiéis.

O físico, envolvido em seus prognósticos e sistemas nosológicos, jamais seria tão pouco loquaz. A ilustração – explicação dos mecanismos das doenças – é a parte da relação médico/paciente que mais se desenvolveu no medievo. João de Salisbury, autor do século XIII, deixou uma descrição dos físicos que, apesar de seus traços caricaturais, serve de ilustração:

> Cedo voltam do colégio, cheios de estranhas teorias, para praticarem o que aprenderam. Galeno e Hipócrates estão sempre em seus lábios. Pronunciam aforismos sobre cada caso e fazem seus ouvintes pasmarem perante suas longas, enigmáticas e altissonantes sentenças. O povo simples pensa que eles têm capacidade de fazer qualquer coisa, pois suas pretensões não têm limites. Eles mantêm apenas duas máximas que jamais são violadas: não se preocupe com o pobre e nunca recuse dinheiro do rico. (apud South, s.d., p.7)

Sintonizados com a ideologia da classe dominante e incumbidos de propagá-la, os físicos não poderiam deixar de manifestar diante do trabalho manual o mesmo desprezo que revelavam os senhores feudais. A cirurgia lhes parecia – assim afirmavam – ofício aviltante, indigno de um homem culto. Por outro lado, os nobres, prelados e pessoas comuns – segundo relata queixosamente Henri de Mondeville (1893, p.102-5) – acreditavam ser a cirurgia mais bem exercida pelo iletrado, pois dependia de habilidade manual, que estaria mais desenvolvida nos indivíduos que não frequentaram escolas.

A excelência dos dois tipos de profissionais costumava ser indicada por significativa expressão – "físicos mui doutos e cirurgiões experientes". Só o físico passava por realmente "douto", homem formado em escolástica, conhecedor do latim e outras línguas cultas, estudioso de astrologia, teologia etc. Eximidas de atos manuais, a *scientia* e a *ars* do físico resumiam-se no desvendamento do mal, em predizer sua evolução e selecionar os elementos terapêuticos. Sua superioridade firmava-se pela autonomia do saber.

Roberto Passos Nogueira

* * *

De modo geral, as universidades medievais formavam apenas médicos internistas. Respaldadas nas autoridades eclesiásticas, as faculdades médicas ditavam as normas que regiam o exercício da medicina interna e igualmente supervisionavam a prática dos cirurgiões, herboristas e boticários, para que estes não excedessem de suas específicas atribuições. Assim, as faculdades médicas não só congregavam os interesses e objetivos corporativistas dos físicos, como também eram a instituição predominante dentro da organização social da medicina. Incumbiam-se principalmente de reproduzir a ordem corporativa, o que faziam por um policiamento ostensivo, possibilitado pela legitimação que a posse do saber lhes proporcionava. A relação pessoal de dependência do cirurgião ao internista desdobrava-se, sob forma institucional, na submissão das guildas cirúrgicas às diretrizes maiores fixadas pelas faculdades médicas.

Estudando a história das universidades, facilmente se reconhece terem sido elas um dos pontos nodais da articulação entre medicina e ideologia na sociedade feudal. Entre os encargos que os clérigos assumiam na ordenação das atividades e ofícios urbanos, o ensino ocupava lugar destacado. Era justamente mediante o monopólio da transmissão do saber que os clérigos imprimiam sua orientação de intelectuais integrados à visão de mundo da classe dominante. As universidades nasceram sob a insígnia da Igreja, com a função de formar e controlar os três principais profissionais urbanos da Idade Média, todos caracterizados por seu desempenho mais ou menos ideológico: o padre, o advogado e o médico.

A universidade é simultaneamente um corpo eclesiástico e leigo. Os estudantes, assim como o pessoal docente, devem, em princípio, pertencer à religião católica. Os mestres são considerados clérigos seculares se permanecerem celibatários. Ao dar destaque, em seus ensinamentos, às questões da fé e ao reservar tempo às missas e às preces, a Universidade se assemelha aos estabelecimentos confessionais. Ela se apresenta, por outro lado, como uma corporação de mestres e alunos do sexo masculino. Um e outro beneficiam-se dos mesmos privilégios em matéria de jurisdição e as mesmas isenções. Mas somente os mestres participam efetivamente da direção e organização da vida universitária. (Leon, 1972)

As escolas médicas surgiram em íntima conexão com as de direito e teologia, tendo com elas muitas disciplinas em comum e o pré-requisito do *trivium*, ou seja a aprovação em gramática, retórica e dialética. Sabe-se, ademais, que o curso de teologia correspondia frequentemente a uma formação prévia, conduzindo à opção entre advocacia e medicina.

O papel de supervisor da vida universitária cabia ao bispo, que era simultaneamente uma autoridade eclesiástica, política e médica. Nas escolas médicas, as decisões quanto à licenciatura, elaboração de currículos e outros assuntos internos dependiam de seu beneplácito.

Destinavam-se as universidades a formar mestres de artes puramente intelectuais, mas que influenciavam notavelmente o conjunto da sociedade. A medicina interna, como conhecimento que pretendia dar conta das causas ocultas das enfermidades, de seus movimentos internos e dos meios para combatê-las, inscrevia-se ao lado do direito e da teologia, que requeriam também, em sua fundamentação, sutis argumentos escolásticos, isto é, requeriam a autoridade do saber abstrato.

Os físicos mantinham ligações com a Igreja tanto durante sua preparação acadêmica como após a licenciatura. Os que entravam a serviço dos nobres recebiam, frequentemente, como recompensa, certos cargos eclesiásticos. Tratava-se, portanto, de médicos apenas parcialmente "laicizados", porque agiam como sucedâneos dos clérigos ou como seus equivalentes, desempenhando os mesmos papéis ideológicos e políticos.

O grupo dos físicos era profissionalmente homogêneo: todos possuíam um título, e quem praticasse sem tê-lo passaria por charlatão, podendo ser processado pelas faculdades. Os cirurgiões, ao contrário, dividiam-se em múltiplas categorias profissionais, diferenciáveis do ponto de vista de organização social. Em primeiro lugar, vinha o conjunto bastante restrito de médicos-cirurgiões formados em Bolonha, única instituição universitária em que se ensinavam a cirurgia e a patologia cirúrgica. Henri de Mondeville, Lanfranc, Guy de Chauliac e outros fizeram parte dessa elite, que desempenhou papel significativo na defesa da profissão contra as pretensões dos físicos. Não tinham, contudo, uma organização específica. Em segundo lugar, estavam os cirurgiões pertencentes a corporações: os cirurgiões propriamente ditos ("de bata longa") e os barbeiros-cirurgiões ("de bata curta"). Essas duas categorias, em certos momentos históricos, fizeram parte de uma única corporação. Em terceiro lugar, situavam-se os "itinerantes": litotomistas, "cortadores" de hérnia, operadores de catarata e algebristas. Os cirurgiões itinerantes eram considerados irregulares, mas desfrutavam de uma respeitabilidade assegurada por longa tradição de trabalho artesanal em que a habilidade operatória se transmitia de geração a geração.

Com exceção do pequeno número de médicos-cirurgiões, a preparação do cirurgião fazia-se com um mestre da arte, devidamente credenciado pela guilda da cidade. O aprendiz pagava-lhe um salário, até o momento em que se tornava um companheiro, quando então sua instrução pela prática e, portanto, seu trabalho, passava a ser fator de renda para o mestre. Em contraste com as universidades, as guildas cirúrgicas tinham regulamentos estabelecidos em âmbito municipal ou pelo monarca, embora não fossem totalmente imunes à influência das autoridades eclesiásticas.

Esses padrões artesanais de trabalho e de organização profissional reforçavam a hierarquização dos ofícios médicos, em que a cirurgia, marcada pelo naturalismo de seus objetos e de suas formas de intervenção, colocava-se em uma posição inferior à da medicina interna. O grau de compromisso com o ideológico estabelecia a superioridade de um ofício em relação ao outro.

Vê-se que o físico e o cirurgião participavam de uma mesma estruturação corporativa, assemelhada à de outras profissões urbanas da época. Ligava-os, entretanto, uma relação de dependência tanto pessoal quanto institucional. Mas tal situação de dependência estava longe de ser absoluta: na realidade era usualmente penetrada por contradições e disputas. O zelo pelos interesses individuais, em cada grupo, fez que as faculdades e as corporações cirúrgicas se defrontassem, algumas vezes, em severas porfias. No relacionamento pessoal, surgiam querelas intermináveis e rivalidades pelo serviço aos pacientes ricos, sobre o que Henri de Mondeville deixou registro minucioso (1893, p.99-100).

Concluindo, tratava-se de uma dominação que se mantinha contraditoriamente. O físico e o cirurgião estavam unidos por certas diferenças sociais e técnicas em meio a outras condições comuns, estas resultantes do caráter corporativo dos dois ofícios; enfim, estavam unidos pela contradição. A hegemonia do físico resultava de sua organicidade ideológica perante a classe dominante e pelo fato de estar à frente de um verdadeiro "aparelho ideológico", a universidade. Portanto, a articulação (em sentido ativo) dessa forma de organização social da medicina com a sociedade dava-se preponderantemente no nível superestrutural. Era promovida pelo físico e suas instituições, o que determinava, reciprocamente, a supremacia daquele, em termos pessoais, e destas, em termos de autoridade político-jurídica.

2
A estrutura corporativa

Durante o período medieval, as forças produtivas foram duplamente afetadas. Em primeiro lugar, por causa da rarefação demográfica, que obstou o desenvolvimento de formas coletivas, urbanas, de trabalho; e, em segundo, pelo declínio das técnicas – e entre elas a medicina. Mas, de modo geral, é só em relação às técnicas urbanas que se pode falar propriamente de uma regressão, tomando como modelo comparativo as formações sociais da Antiguidade Clássica, nas quais o polo dinâmico e diretivo esteve representado pelas cidades. Os investigadores modernos insistem, nesse sentido, sobre o significado de certos progressos técnicos realizados no campo e dão como exemplos a invenção do moinho a vento, a atrelagem do cavalo, novas formas de cultivo da terra etc.[1] Tais inventos teriam sido possibilitados pelo regime de semipropriedade da terra, em que a dedicação e o gosto do produtor direto se juntavam aos recursos em possessão do

---

1   Ver os trabalhos do grupo C.E.R.M. (1973), especialmente o artigo de Charles Parain.

senhor, propiciando maior grau de criatividade do que o existente no regime escravista do modo de produção antigo.

Marx (Marx & Engels, s.d., p.62) assevera que a cidade tem por característica concentrar população, meios de produção, necessidades e prazeres, ao passo que o campo acarreta o isolamento e a separação desses elementos. Para converter-se em técnica realmente eficaz e começar a liberar-se das representações mágico-religiosas, a medicina requereu tal concentração de necessidades e recursos. Foi assim que o médico, como categoria profissional organizada, somente apareceu com o aceleramento do processo de urbanização, no século XII. Salerno e Bolonha foram os primeiros centros médicos de importância e localizam-se em uma região que, graças ao intenso comércio com os povos árabes, logrou manter continuidade em sua vida urbana. Posteriormente, Montpellier, que se estabelecera como passagem na rota comercial entre as cidades italianas e o norte da Europa Ocidental, tornou-se o principal núcleo irradiador da cultura médica.

O médico medieval, físico ou cirurgião, teve suas origens nos "homens livres" das cidades – os burgueses, no sentido original da palavra. Provavelmente registraram-se diferenças quanto à extração de classe dessas duas categorias, haja vista que os "burgueses" tinham diferentes origens sociais. Mas, infelizmente, não encontramos documentos comprobatórios a esse respeito.

De qualquer maneira, tratava-se de homens livres, indivíduos que podiam dispor livremente de sua força de trabalho, embora ainda não como uma mercadoria. A cidade era justamente o local onde se agrupavam os que não estavam presos à terra como premissa de seu trabalho e de sua existência. Para tais pessoas, a reprodução individual era uma questão de aprimoramento de suas capacidades, ou seja, de adquirir um ofício pelo aprendizado; e só havia um meio de fazê-lo: ingressando nas corporações e submetendo-se a seus regulamentos. Essa é uma condição que o médico tinha em comum com outros trabalhadores urbanos, especialmente os artesãos.

Na organização da produção urbana independente, seja de bens de consumo, seja de serviços, a capacitação individual, isto é, a aquisição de noções especiais e/ou destreza, representava um elemento mais decisivo no domínio das condições de trabalho do que propriamente a posse do meio de produção – instrumentos e oficina. O trabalhador urbano detinha suas condições de trabalho principalmente em consequência de sua formação profissional. É o que sublinha Marx nos *Grundrisse* (1972, p.365):

> Quando a propriedade do instrumento significa o comportamento do trabalhador como proprietário das condições de produção, é evidente que o instrumento, na atividade real, não é senão um simples meio de trabalho individual. A arte de apropriar-se realmente do instrumento e de manejá-lo como utensílio de trabalho aparece como uma habilidade particular do trabalhador, o que faz dele proprietário do instrumento.

Daí por que o controle jurídico dessa forma de produção estava dirigido não à propriedade dos meios de trabalho, mas sobretudo aos mecanismos de admissão no ofício e a seu aprendizado. É essa a função que cumpriam as guildas ou corporações. Traduziam a necessidade de os indivíduos, profissionalmente habilitados, protegerem-se da concorrência de imigrantes e de servos recém-libertos.

O controle político-jurídico da prática estabelecia-se pela exigência de credenciais referentes ao aprendizado. As corporações ditavam restrições à habilitação profissional e, simultaneamente, faziam desta uma precondição para que se pudesse exercer o ofício. O cerceamento dos não credenciados ocorria em nome da qualidade do produto e dos padrões ideais da arte. Essa regulamentação da produção – efetivada, em escala social, pelos próprios produtores – tinha como fator de legitimação o endosso de alguma autoridade, pertencente à Igreja ou aos quadros do poder temporal.

Os médicos universitários e os cirurgiões reunidos em guildas participavam de uma mesma forma de organização social da medicina. Desta, o aspecto mais proeminente, de natureza político-jurídica, era o controle da prática profissional por meio de normas que as corporações faziam promulgar. Mas as próprias corporações obedeciam a uma hierarquia de poder: as faculdades médicas, dependentes da Igreja, eram, por sua vez, hegemônicas perante as guildas de cirurgiões. As relações político-jurídicas eram criadas e mantidas ideologicamente, de duas maneiras: 1. ativamente, pelas faculdades médicas; 2. passivamente, pelo "espírito corporativo", que constituía o fundo ideológico comum aos físicos e aos cirurgiões. Por outra parte, a "reprodução ideológica", comandada pelos físicos e suas instituições universitárias, tinha dupla direção: estava voltada, no geral, à conservação das relações sociais prevalentes na sociedade feudal como um todo; e, no particular, à manutenção da ordem corporativa no seio da organização social da medicina.

* * *

A defesa dos interesses corporativos dos físicos estava a cargo da própria instituição responsável pela formação profissional – as universidades. No início, as escolas médicas nada mais eram que a reunião de todos os físicos de determinada cidade com o objetivo de transmitir seus conhecimentos e, concomitantemente, supervisionar o exercício da medicina em sua jurisdição (*associação* é o sentido original da palavra *universitas*). Pelo monopólio da reprodução do saber preservam-se as prerrogativas profissionais.

Em alguns lugares, como Paris, as universidades estavam revestidas de autoridade legal para processar quem infringisse as normas corporativas, seja pela prática "empírica", não credenciada, seja por condutas que ultrapassassem as linhas demarcatórias da competência entre os profissionais. Um bom exemplo são os regulamentos de 1271, da Universidade de Paris, dirigidos a certos "operadores manuais" que fabricavam ou possuíam vários medicamentos por eles administrados sem conhecimento de sua relação com as doenças. Sob penalidade prevista pelo direito civil e canônico, ficava estabelecido que nenhum cirurgião, homem ou mulher, nenhum boticário ou herborista, deveria exceder ou ultrapassar os limites de seu ofício, secreta ou publicamente. O cirurgião deveria dedicar-se somente à prática manual, o boticário e o herborista deveriam preparar drogas, a serem ministradas exclusivamente pelos mestres em medicina ou sob sua expressa permissão. (Kibre, 1953, p.1-20)

Mais frequentemente, o estabelecimento de regras corporativas estava a cargo de autoridades eclesiásticas, principalmente o bispo, quando instadas pelo corpo de mestres da universidade. Conduzia-se o julgamento de infratores na própria corte episcopal.

O papa costumava interferir quando se tratava de prática ilegal, por charlatães:

> Em 21 de junho de 1325, o Papa João XXII escreveu a Estéfano, bispo de Paris, urgindo-o para que envidasse esforços no sentido de evitar a prática da arte da medicina por ignorantes, em Paris e subúrbios. (ibidem)

Conhecido como "defensor dos privilégios apostólicos da universidade", o bispo tinha máximo poder em sua jurisdição para deliberar sobre a prática e o ensino da medicina. Mantinha-se informado sobre tudo que se passava na universidade por um chanceler, que era o representante da Igreja perante os mestres em medicina.

O caráter corporativo das universidades fica bem evidenciado pelo fato de elas congregarem todos os mestres em medicina da cidade, independentemente de estarem engajados no ensino regular da "teoria e prática da medicina". Todos estavam obrigados a comparecer às assembleias anuais. Tampouco careciam as universidades dos juramentos, característica universal das corporações. Ao receber o título de bacharel, o estudante prometia, entre outras coisas: 1. obedecer aos estatutos da universidade; 2. não revelar seus segredos; 3. não tratar ninguém com doença aguda a não ser na presença de um padre; 4. comparecer sempre às reuniões do corpo de mestres.

A universidade apresentava-se como uma congregação de intelectuais e essa era a marca de sua existência corporativa. O curso, com três ou quatro anos de duração, consistia em exposições e comentários sobre os livros de Hipócrates, Galeno, Avicena e outros autores reconhecidos pela tradição. Ao final, o bacharel assumia o compromisso de exercitar-se na profissão durante cerca de um ano, como requisito para tornar-se mestre. Esse período de prática deveria ser cumprido em outra cidade que não aquela em que se formou, a fim de não absorver a clientela dos mestres universitários.

Assim, na corporação dos físicos, a instrução necessária ao credenciamento estava separada do exercício profissional. A instrução era, na verdade, uma simples transmissão do saber, ministração de conceitos e normas operacionais. A corporação era a própria instituição de ensino, porque o saber abstrato constituía a fonte de todas as suas prerrogativas profissionais. O ensino público constituía um dos privilégios que as universidades mantinham, a todo custo, e estava proibido às demais corporações. Nesse sentido, a habilitação aparecia como uma formação intelectual, sendo esta um direito exclusivo dos físicos.

As universidades, em resumo, materializavam a intelectualidade do físico. Eram o lugar ideal para o exercício da ideologia, que se inspirava na perene presença dos poderes eclesiásticos.

* * *

A habilitação profissional do cirurgião estava igualmente regulada por um sistema corporativo. Mas seu feitio era outro. Os cirurgiões não dispunham de um organismo coletivo e suprarregional semelhante às universidades, em que o saber era homogeneizado, e o estudante se relacionava com vários mestres. Ao contrário, nas guildas cirúrgicas – entidades municipais – cada mestre da arte mantinha isoladamente seus discípulos, em uma relação patriarcal idêntica à de outros ofícios instrumentais.

Um jovem que quisesse ser cirurgião entrava na corporação como aprendiz. Após 2 ou 3 anos de aprendizado com um mestre, concediam-lhe um certificado, e ele continuava a trabalhar por mais 4 a 6 anos como companheiro; se desejasse tornar-se mestre teria de passar por rigoroso exame. (Sigerist, 1935, p.1057-60)[2]

Por causa de sua constituição técnica, a cirurgia tinha de ser ensinada em uma relação imediata e concreta com os instrumentos de trabalho. Aprender implicava ver fazer e, igualmente, fazer por si mesmo. Ademais, as universidades não permitiam que os cirurgiões organizassem uma instrução pública. A experiência e a mestria dessa arte só podiam ser transferidas mediante um relacionamento pessoal e singular. O objetivo da habilitação estava em desenvolver a capacidade de manejo instrumental e o discernimento de como e com que operar, na base de indispensáveis noções de anatomia e fisiologia. Não obstante ser a guilda um órgão que expressava interesses e compromisso coletivos, a formação profissional desenvolvia-se privada e isoladamente, como parte da prática cotidiana de cada mestre-cirurgião.

Medidas específicas eram tomadas pela corporação para que essa fusão entre instrução e prática não determinasse desequilíbrios de renda entre seus membros. O trabalho adicional dos jornaleiros representava uma fonte de vantagens econômicas, porque podia multiplicar as possibilidades de atendimento aos clientes. O número de aprendizes, portanto, tinha de ser restringido. Em Londres, por exemplo, permitia-se o máximo de quatro aprendizes por mestre. A admissão era mantida sob estrita vigilância:

---

2 Para a descrição do ensino universitário baseamo-nos também nos trabalhos de Bullough (1956; 1958; 1962), considerado o maior estudioso da educação médica medieval.

Do físico ao médico moderno

Nenhum membro da guilda cirúrgica tinha a permissão de "empregar um estranho (*foreigner*) por mais de um mês", a menos que dentro desse prazo o trouxesse perante os mestres para exame, os quais, satisfeitas as exigências, deixavam-no ser contratado pelo cirurgião durante três anos, sujeito ao controle da guilda. Se o cirurgião (*freeman*) desobedecesse, seria multado em vinte xelins e deveria despedir seu empregado. (South, s.d., p.50)

Vivia-se o período de aprendizado já na qualidade de membro da corporação. Para ser recebido, o "estranho" deveria cumprir uma série de formalidades e desembolsar uma soma em dinheiro que se destinava ao pagamento de: 1. taxas de admissão; 2. contribuição para o fundo comum da corporação; 3. um jantar para os membros (todos os tipos de guilda costumavam promover festins de recepção).

Em termos de regime pedagógico, o contraste entre os físicos e os cirurgiões resumia-se ao seguinte ponto: as universidades, para o bom cumprimento de suas funções ideológicas, emprestavam ao ensino um caráter coletivo, mediante o qual transmitiam um saber uniforme, em um processo que ocorria à parte do exercício da profissão; as guildas cirúrgicas, em contraposição, fundavam o ensino sobre a prática privada de cada mestre.

Porém, tanto as universidades como as guildas cirúrgicas manifestavam o mesmo espírito combativo na defesa dos interesses profissionais. Podiam, às vezes, fazer causa comum na luta contra os não credenciados. Desse modo, momentos de união contra inimigos comuns alternavam-se com períodos de conflito. Pearl Kibre (1953, p.1-20), em interessante trabalho sobre a Faculdade de Paris, registra o seguinte:

> Em 1443, os cirurgiões e a faculdade de medicina também se uniram numa causa coletiva contra um grupo de praticantes chamado "cabusatores e cabusatrices". Mas pouco depois, em 1446, irrompia um conflito entre os cirurgiões e a faculdade de medicina quando aqueles deixaram de responder a uma convocação para

reunião na faculdade. Esta exigia que os cirurgiões jurassem na presença do colegiado que não mais ultrapassariam seu campo particular de atividades e não prescreveriam medicamentos digestivos, laxantes ou sedativos. Tal coisa os cirurgiões se negaram a cumprir.

Havia, portanto, uma mesma ideologia de grupo entre os físicos e os cirurgiões: era o "espírito corporativo", ou seja, a solidariedade nascida dos juramentos e compromissos que mantinham os segredos e as prerrogativas de cada categoria profissional. O "espírito corporativo" – oposto ao liberalismo que apareceu em fins do século XVIII – era uma forma de conduta e pensamento moldada pela ideologia dominante, o que se demonstra pelo fato de os compromissos serem assumidos em nome da fé católica. Este é um dos sustentáculos da autonomia político-jurídica das corporações e que constituía um fundo ideológico universal, mas desempenhava papel relativamente estático, pois o dinâmico cabia unilateralmente às faculdades médicas e a seus mestres. Sabe-se que frequentemente os juramentos de mestres de outros ofícios tinham de ser realizados diante das autoridades universitárias. Estas zelavam para que os boticários, herboristas e cirurgiões cumprissem à risca suas promessas e encarregavam-se de registrar todas as eventuais transgressões. Podemos afirmar que as faculdades médicas tomavam a si o encargo de reproduzir as "relações corporativas", repartindo as incumbências entre as diversas corporações e supervisionando-as, ou melhor, policiando-as.

* * *

A legitimação do poder das guildas cirúrgicas provinha não de autoridades eclesiásticas, como na universidade, mas de representantes da ordem temporal – o príncipe, o rei ou o imperador. O primeiro cirurgião do rei era geralmente o chefe da guilda. Ele promovia as articulações necessárias para a promulgação dos éditos concernentes à profissão. Em algumas cidades, as decisões judiciárias, nas questões da corporação, estavam a cargo de uma corte municipal, constituída pelo prefeito e vereadores (em Londres, *Lord Major* e *Aldermen*), perante a qual os infratores deveriam ser conduzidos.

A feição municipal, o sistema de ensino privado e patriarcal, bem como os expedientes de controle político-jurídico eram semelhantes aos das profissões artesanais. A semelhança não é fortuita, pois a cirurgia aparecia como um ofício instrumental, cuja mestria demandava adestramento pela prática e subordinação filial a quem ensina. Com efeito, o caráter instrumental bastava para que se realizasse a associação corporativa com os artesãos: em alguns locais, os cirurgiões, não sendo suficientemente numerosos, juntavam-se à guilda dos ferreiros. Esta estranha associação tinha justificativa no fato de ambas as categorias profissionais fabricarem e empregarem utensílios de ferro. Pela mesma lógica, os boticários e os comerciantes de especiarias podiam constituir uma única corporação (cf. Fabre & Dilleman, 1971, p.34).

As guildas cirúrgicas eram organizações citadinas e civis. Suas ligações com o serviço militar constituem um ponto bastante obscuro da historiografia médica. Se considerarmos que as guerras, visando à conquista de terras, pertenciam ao cotidiano medieval, há de se reconhecer que a cirurgia tinha papel significativo a cumprir nesse setor. John Flint South (s.d., p.55) afirma que provavelmente a corporação londrina tenha se originado da associação com os cirurgiões militares, mas não aduz provas. É sabido, no entanto, que o exército de Henrique VI, em 1415, estava provido do número nada desprezível de 12 cirurgiões e contava apenas com um médico internista. Nos textos de Chauliac, Yperman e outros médicos-cirurgiões encontram-se inúmeras referências a tratamento de lesões por arma branca.[3] Contudo, o

---

3 Sobre o tratamento dispensado às lesões penetrantes da pele, principalmente em relação à "assepsia", ligação de vasos, uso do cautério e suturas, ver Chauliac, 1854.

nome de eminentes cirurgiões vinculados às campanhas bélicas aparece somente após a Renascença, e Ambroise Paré talvez seja o mais conhecido de todos. É possível que, anteriormente, os cirurgiões militares não fossem tidos em boa conta, como, aliás, ocorrera na Antiguidade, especialmente em Roma.[4]

Quaisquer que tenham sido as formas de envolvimento militar dos cirurgiões medievais, seguramente podemos afirmar que essas atividades não lhes propiciaram maior prestígio. Poder-se-ia pensar que o atendimento aos feridos no campo de batalha tivesse o mesmo significado, em uma sociedade baseada na propriedade e na conquista da terra, que a proteção à força de trabalho em uma sociedade fundada na prática de mais-valia. A analogia, apesar de sedutora, não conta com fundamento histórico. Ademais, essa suposta relação com a infraestrutura econômica, mesmo que verdadeira, em nada alteraria a posição social do cirurgião, que era determinada pelo ideológico e não pelo econômico.

Assim, do ponto de vista das relações entre medicina e sociedade, a caracterização do cirurgião deve ser feita negativamente: seus serviços terapêuticos tinham, decerto, serventia social, mas o importante é que, ao contrário do físico, ele não era um intelectual orgânico da classe dominante. As diferenças nos detalhes da organização social da medicina, particularmente na hierarquia das corporações, refletiam e, ao mesmo tempo, reforçavam essa distinção.

* * *

A limitada amplitude das relações mercantis conferiu uma conformação particular ao aspecto econômico da organização da medicina medieval.

---

4   Riesman, entretanto, refere terem sido os cirurgiões militares uma classe importante "devido às frequentes guerras" e diz que em Londres eles "organizaram sua própria guilda, recebendo um alvará da cidade em 1369..." (1936, p.202).

Como se sabe, a produção rural e urbana visava à apropriação do valor de uso, para que se efetuasse a reprodução do indivíduo e de sua família. A produção, portanto, não tinha como meta o valor e a valorização contínua, que são características do sistema capitalista. Ademais, a força de trabalho não se apresentava como mercadoria, cuja conservação exigisse a intervenção do dinheiro na aquisição de meios de subsistência. A circulação de mercadorias era restrita e, consequentemente, também o era a circulação do dinheiro. Só uma pequena parcela da população podia sistematicamente comprar bens e serviços.

O escasso desenvolvimento das relações mercantis tinha consequências mais graves para o médico do que para outros produtores urbanos, que também precisavam da troca como mediadora de sua subsistência. É que, enquanto os bens de consumo podem ser supridos continuamente, para uma fruição aumentada ou futura, os cuidados médicos devem ser prestados na satisfação de necessidades imediatas e jamais podem ser "acumulados". Nessas condições, se quisesse tornar sua sobrevivência independente da troca que atende a necessidades imediatas, visto que poucos poderiam pagar-lhe honorários condignos, o médico tinha de fazer parte do séquito de servidores de uma autoridade eclesiástica ou de um nobre; ocupava, portanto, um cargo. Outros habitantes das cidades – comerciantes, usurários, mestres de ofício – também compravam seus serviços, mas apenas em razão de tais necessidades, irregularmente.

O procedimento das corporações para delimitar áreas de competência profissional e forjar laços de solidariedade pode ser interpretado como um esforço (certamente inconsciente) de fazer frente a essas restrições econômicas e de distribuir equitativamente as oportunidades de troca. Não pode haver livre concorrência enquanto as relações mercantis não estejam plenamente amadurecidas. A economia urbana não era capaz de absorver todos os forasteiros que fugiam do campo ou emigravam de outras terras, e, assim, os dispositivos jurídicos acionados pelas corporações punham freio à concorrência.

De modo geral, o médico qualificado, cirurgião ou físico, conjugava três tipos de prestação de serviços:

1. em cargo permanente, perante nobre ou prelado;
2. a outros indivíduos que dispunham de dinheiro, conforme suas necessidades;
3. aos pobres, com pagamento *in natura* ou pelo amor a Deus.

Como participantes do séquito de servidores dos nobres e prelados, o médico e o cirurgião recebiam um pagamento que tanto podia ser em dinheiro como em favores pessoais e títulos de propriedade de terras. Outra forma de relação econômica, cumprindo basicamente a mesma função dentro dos marcos mercantis, era o assalariamento pela administração da cidade (o médico municipal existia tradicionalmente desde a Antiguidade Clássica), ou por hospital das ordens religiosas.

As questões de honorários costumavam ser tratadas sem rodeios pelos médicos medievais. A excessiva preocupação com os honorários supostamente era também motivada pelas limitações que impunha o pouco desenvolvimento da economia mercantil. Encontram-se, em algumas obras, recomendações realmente perturbadoras do ponto de vista das normas éticas propagadas pela medicina liberal moderna, que fazem desse problema um assunto privado, apenas discutível entre pares. Serve como ilustração este extrato da "Schola Salernitana", numa versão citada por Daremberg (1865, p.123ss):

L'éléve d'Hyppocrate, en sa penible étude
Est trop souvent payé de noire ingratitude;
Lorsque son patient des plaintes l'importune,
Le docteur attentif à sa propre fortune,
Profitant de ses cris, obtient sur le moment,

Quelque gagne bien sûr, un bon nantissement,
Ou mieux, argent comptant, fait solder son memoire...[5]

"Cobrar durante a dor" era o mote adotado abertamente pelos médicos medievais. Mondeville (1893, p.111) diz que, assim como a preocupação principal do paciente é a cura, a do cirurgião deve ser o recebimento de honorários compensadores, e, se o pagamento tardar, que "ele não cesse de reclamar e não aceite do paciente caução ou promessa, mas somente um penhor ou dinheiro". Em sua opinião, o tratamento preventivo, embora seja o mais útil ao paciente, costuma ser mal remunerado; por isso, aconselha sua aplicação somente aos amigos, pessoas a quem se devem favores, indivíduos reconhecidamente pobres ou aos que pagam antecipadamente. Em se tratando de outros tipos de paciente, especialmente "os avaros, os ricos, os usurários e todos os que preferem sofrer em seu próprio corpo do que em seus bolsos" (ibidem, p.109), seria conveniente esperar o momento em que a doença se manifestasse plenamente, para então tratá-la ...

O serviço gratuito aos pobres, apesar de suas conotações religiosas, não se fazia sem interesses ligados à profissão. Neste particular, é curioso notar que Guilherme de Saliceto recomendava as visitas aos pobres, quando possível, porque aumentam a reputação de caridade do médico – "sua obra entre aqueles de quem recebe honorários parecerá maior e mais eficaz" (Zimmerman & Veith, 1967, p.111).

---

5 *O aluno de Hipócrates, em seu estudo penoso / É, com grande frequência, pago com negra ingratidão / Quando seu paciente importuna-o com queixas / O doutor atento à sua própria sorte / Aproveitando-se de seus gritos, obtém de imediato / Qualquer ganho certo, um bom benefício / Ou melhor, dinheiro sonante, faz funcionar sua memória ...*

3
Um período de transição

As relações sociais em que se baseava o "pequeno modo de produção" abrigado pelas corporações apresentavam traços nitidamente feudais. Os laços de dependência pessoal, a hierarquia que deles se derivava, o patriarcalismo, os compromissos de fé, etc. tinham uma mesma feitura no sistema da servidão e nas corporações. Entretanto, o mestre-artesão e seus jornaleiros não se defrontavam como indivíduos pertencentes a classes antagônicas. As condições de trabalho eram compartilhadas familiarmente entre eles, e a propriedade do instrumento fundava-se na habilidade individual, que o mestre transmitia e o aprendiz assimilava, podendo este se tornar um mestre igual a ele. Não havia uma apropriação coercitiva do trabalho alheio, semelhante à que ocorria nas áreas rurais, onde o produtor direto estava obrigado, por tradição ou por lei, a entregar parte de sua produção, ou a trabalhar graciosamente, para seu senhor. Assim, embora as corporações possam ser consideradas feudais por sua estrutura jurídica e ideológica, elas não encerravam as relações de produção predominantes na sociedade.

Essa relativa autonomia do esquema corporativo explica por que puderam as corporações atingir seu apogeu, no monopólio da produção artesanal, dos serviços e do comércio, em uma época em que o sistema econômico da feudalidade já se encontrava em franco declínio, ou seja, durante os séculos XV e XV. Pode afirmar-se, inclusive, que houve uma consonância entre o florescimento das corporações e o fenômeno de dissolução da vassalagem, na medida em que os libertos procuravam as cidades e podiam tanto ser absorvidos na produção corporativa como motivar o reforço das restrições e dos monopólios desse setor. De qualquer forma, o "êxodo rural" coincidiu com o auge do sistema corporativo, não obstante ter igualmente proporcionado um dos contingentes de força de trabalho livre para a formação do operariado industrial.

As regulamentações internas das corporações representavam, de maneira geral, um obstáculo ao desenvolvimento das relações capitalistas de trabalho. Isso pode ser comprovado pelas limitações que se impunham ao número de pessoas empregadas a serviço de cada mestre e pela repulsa à associação com o capital comercial.

> As leis das corporações da Idade Média, impediam metodicamente ... a transformação de um mestre-artesão em capitalista, limitando o número de companheiros que ele tinha o direito de empregar. .... A corporação se defendia zelosamente contra qualquer intrusão no capital mercantil, a única forma livre de capital com que se defrontava. O comerciante podia comprar todas as mercadorias, mas não o trabalho como mercadoria. (Marx, 1968, p.411)

Na gênese do modo de produção capitalista, as corporações tiveram, contudo, uma importância que pode ser apreciada tanto pelo lado do trabalhador quanto pelo lado do capitalista.

A organização corporativa da produção foi a fonte na qual as manufaturas puderam sorver a força de trabalho habilitada que seu sistema técnico requeria; por ter separado, especializado e aperfeiçoado os ofícios, criou as necessárias condições à reunificação e ao ajustamento que se verifica sob o regime das manufaturas. As corporações foram, portanto, laboratórios de força de trabalho, habilitada em tarefas específicas, de que se serviram as manufaturas para implantar o esquema de cooperação e divisão técnica do trabalho que lhes são próprias. O trabalhador perdeu o domínio sobre as condições objetivas de trabalho, mas, inicialmente, a produção capitalista dependia de sua arte, de um "fundamento técnico subjetivo", formado por esforço pessoal. A produção fabril, posteriormente, eliminaria a necessidade de tal fundamento, ao introduzir as máquinas-ferramentas, como resultado da aplicação tecnológica das ciências.

De outra parte, a transformação do mestre de ofício em comerciante e, seguidamente, em organizador da produção sob bases capitalistas foi uma das vias que conduziram à formação da burguesia industrial. Marx a identifica como a "via revolucionária" na transição ao capitalismo, distinguindo-a da tomada da produção pelo capital mercantil, que considera conservadora.[1] Maurice Dobb assim analisa a mudança desse "pequeno modo de produção":

> Eram indivíduos mais prósperos no pequeno modo de produção, na agricultura e no artesanato urbano, os que tinham não apenas vínculos diretos com o mercado, mas procuravam aperfeiçoar e estender a produção e, conforme se expandiam, tornavam-se empregadores de trabalho assalariado. Como ocorre universalmente entre pequenos produtores de bens de consumo, o processo de diferenciação que origina o empregador emergente também dá origem a um contingente de trabalho assalariado, empobrecido e talvez sem posses, pronto para ser empregado. (Dobb, 1968, p.11)[2]

---

1 Ver o Capítulo 10 do Livro 3 de *O capital*, "Observações históricas sobre o capital mercantil" (Marx, 1968).
2 Ver também Dobb, 1976, cap.4.

Quanto a esses pontos, o médico diferenciou-se profundamente de outros produtores urbanos. As corporações médicas não foram, ao contrário das dos artesãos, dissolvidas por forças econômicas, ou seja, pelo contato com o capital. Permaneceram intatas enquanto as corporações dos produtores de bens de consumo eram corroídas em suas bases pelas vantagens que o aumento da produtividade propiciava aos capitalistas, na comercialização das mercadorias. A organização social da medicina não incorporou as relações capitalistas de produção, embora tivesse sido influenciada pela universalização das relações mercantis, o que possibilitou, no âmbito econômico, o surgimento da forma liberal de prática médica.

Como explicar que a medicina tenha permanecido imune à ação direta do capital? Este é um tema extremamente complexo e mereceria tratamento à parte. Mas certamente o fenômeno deve ser visto em correlação com as características gerais de todo o setor de serviços, o qual efetivamente só contribuiu para a acumulação de capital em um período histórico mais avançado do capitalismo.

O fato é que as corporações médicas foram resistentes ao jogo dos condicionantes econômicos que destruiu as organizações de outros profissionais urbanos. Sua estrutura político-jurídica manifestou, assim, uma notável inércia, sobrevivendo ao desmoronamento das instituições feudais similares. Na verdade, somente teriam fim por atos essencialmente políticos, como os que decorreram da Revolução Francesa.

Mas, se as corporações médicas não forneceram nem capitalistas nem proletários para a formação das novas relações sociais, puderam contribuir, entretanto, com um elemento de destaque nesse período de transição: os intelectuais. Entre os séculos XVI e XVIII, houve um *intermezzo* em que os médicos tomaram a si o papel de intelectuais do Estado emergente, e as próprias corporações ligadas à prática médica sofreram transformações internas, acompanhando as mudanças nas relações entre a Sociedade Civil e o Estado.

* * *

Sob a influência do comércio exterior, da desagregação da vassalagem e da ascensão econômica da burguesia, apareceu na Europa, do século XVI em diante, uma tendência à unificação do território nacional e à centralização do poder. É o movimento de formação dos Estados-nações sob a égide dos monarcas absolutistas. No campo econômico, transformou-se o sistema de tributação, que assumiu em todos os lugares uma forma monetária; no político, transcendeu-se à divisão de poder entre inúmeras instâncias regionais, eclesiásticas ou aristocráticas, ligadas ao domínio feudal da terra. Essas medidas não tiveram caráter unilateralmente econômico ou político, pois, com efeito, reforçavam-se mutuamente, servindo ao objetivo comum de edificar um Estado forte e coeso:

> Como se sabe, a monarquia absoluta foi criada por um desenvolvimento da riqueza burguesa em tal grau que se torna incompatível com as antigas relações sociais próprias ao feudalismo. Para poder exercer sua autoridade sobre todos os pontos – até os mais longínquos – do território, necessitava de um sustentáculo material: o poder do *equivalente geral* e de uma riqueza mobilizável. Este instrumento que, por definição, independe das condições e particularidades locais, naturais e individuais, é a riqueza em sua forma monetária. (Marx, 1972, p.35)

A preocupação principal dos monarcas absolutistas era a constituição de um Estado simultaneamente rico e poderoso. O mercantilismo foi a teoria em que se fundamentou o absolutismo. Em sua formulação mais elaborada, o mercantilismo associou-se a dois preceitos principais: 1. a segurança e a riqueza do Estado dependem de sua capacidade de gerar, pelo comércio com outras nações, uma grande quantidade de numerário circulante, ou seja, de ouro e prata; 2. a intervenção do Estado nas relações econômicas e sociais é indispensável para a obtenção dessa riqueza monetária, devendo promover as exportações e restringir as importações.

Do físico ao médico moderno

No plano interno, definia-se uma política demográfica voltada para o aumento da população: um grande contingente populacional implicaria maior produção e a possibilidade de recrutar muitos varões para o exército imperial. Por outro lado, as rendas resultantes de impostos sobre o comércio e a produção, assim incrementados, forneceriam recursos para pagar o soldo dos exércitos e arcar com as despesas do aparelho administrativo do Estado.

Nesse contexto, a saúde da população ganhou uma dimensão que não existia durante a Idade Média. O Estado começou a se preocupar com as questões sanitárias: a contabilidade dos nascimentos e dos óbitos, os efeitos das epidemias, o estado de saúde dos trabalhadores, as condições dos hospitais; e, por conseguinte, a supervisão e regulamentação da prática médica.

Todas essas questões sobre a saúde da população passaram a ser ideologicamente manipuladas pelo Estado com o fito de assegurar sua hegemonia sobre o conjunto da sociedade:

> As medidas referentes ao enquadramento da população no processo de reorganização social durante o mercantilismo constituem o elemento de uma reestruturação no campo médico. A população já não mais aparece, então, como uma massa dispersa de indivíduos sobre um território: começou a adquirir o estatuto de "povo", de grupo nacional. Ao desenvolvimento dos conceitos de "povo" e "nação" corresponde a conceptualização progressiva do Estado como representante do "interesse geral", nos ensaios de formulação das teorias do contrato social que encontrarão, posteriormente, em Rousseau, sua forma decisiva para a fundamentação ideológica das relações Estado – Sociedade Civil no modo de produção capitalista. (Donnangelo & Pereira, 1976, p.49)

Por sua vez, a medicina forneceu os intelectuais de que o Estado precisava para embasar teórica e empiricamente sua intervenção nos problemas de saúde do povo. William Petty, Ramazzini, Peter Frank, Vicq-d'Azyr e outros foram intelectuais que se ligaram ao estabelecimento do domínio soberano do Estado, nesse período de transição.

William Petty, médico e economista, talvez tenha sido o mais original de todos eles, apesar de não ter exercido uma influência política tão direta quanto a de Peter Frank, à frente da Polícia Médica, na Áustria (ver Rosen, 1957). Em *A Treatise of Taxes & Contributions* (Um tratado sobre impostos & contribuições), Petty (1963, p.27) discriminou os encargos indispensáveis a serem assumidos pelo Estado pelo fundo de impostos, bem como os procedimentos para diminuir os custos de manutenção desses encargos (charges). São mencionadas, entre outras instituições, as universidades e os hospitais ("Hospitals for noysome, chronical, curable and uncurable, inward and outward Diseases. With others for acute and contagious").[3] As escolas e os hospitais, que até aquela época estavam entregues aos interesses e administração de particulares, deveriam doravante constituir uma parte das diversas atividades subvencionadas pelo Estado.

Com o intuito de evitar ônus excessivo para o Estado, no caso de este tomar a si o encargo de manutenção das escolas médicas, Petty aconselhava utilizar uma "aritmética política" das profissões médicas, com base no cálculo de enfermos necessitados de assistência:

> As for Physicians, it is not hard by the help of the observations which have been lately made upon the Bills of Mortality, to know how many are sick in London by the number of them that dye, and by the proportions of the City to finde out the same of the Countrey; and by both, by the advice of the learned Colledge of that Faculty to calculate how many Physicians were requisite for the whole Nation; and consequently, how many Students in that art to permit and encourage; and lastly, having calculated these numbers, to adoptate a proportion of Chyrurgeons, Apothecaries, and Nurses

---

3 "Hospitais para doenças nauseabundas, crônicas, curáveis e incuráveis, internas e externas. Com outros para agudas e contagiosas."

to them, and so by the whole to cutt off and extinguish that infinite Swarm of vain pretenders unto, and abusers of that God-like Faculty, which of all Secular Employments our Saviour himself after he began to preach engaged himself upon. (ibidem, p.27)[4]

O tratado de William Petty procurava fixar diretivas à tendência então existente de transferir para a esfera de influência do Estado o poder jurídico e político que antes se encontrava disseminado por toda a sociedade, sendo exercido por relações pessoais de autoridade. O *"learned Colledge of Physicians"* a que Petty faz referência – e no qual foi admitido em 1658 – é um exemplo de instituição criada pelo Estado e dependente de sua gestão. Foi fundado em 1518 por Henrique VIII (monarca com propensões absolutistas), com o objetivo de supervisionar a prática da medicina em Londres e seus arredores. Suas funções eram complementares às das Universidades de Oxford e Cambridge;[5] destinava-se a reprimir os irregulares, definidos como ignorantes ou incompetentes, e a endossar ou rejeitar as teorias fisiológicas e patológicas que deveriam nortear o exercício profissional.[6] Tipicamente corporativo em seus métodos, o Colégio de Físicos mantinha uma

---

4 No que diz respeito aos Físicos, não é difícil, com o auxílio das observações que ultimamente têm sido colhidas nos Relatórios de Mortalidade, saber quantos estão enfermos em Londres segundo os números dos que morrem e, pelas proporções da Cidade, descobrir o mesmo para o País; e por ambos, segundo o conselho do egrégio Colégio dessa Faculdade, calcular quantos Físicos são necessários para toda a Nação; e, consequentemente, quantos Estudantes nessa arte devem-se permitir e incentivar; e, por fim, tendo calculado tais números, adotar-se-lhes uma proporção de Cirurgiões, Boticários e Enfermeiras, e assim, com tal recurso, deter e extinguir esse Enxame infinito de vãos Embusteiros, e dos que abusam de tal Faculdade de natureza Divina, à qual, entre todas as Ocupações Seculares, nosso próprio Salvador, depois de começar a pregar, também se dedicou.

5 Historicamente a Universidade de Oxford teve muitas afinidades com a de Paris (cf. Riesman, 1936, cap.15).

6 A controvérsia sobre a validade teórica do "iatromecanicismo", que envolveu os membros daquele Colégio, é um bom exemplo: ver Brown, 1970.

constante vigilância sobre os profissionais e seu saber. Mas apresentava a novidade de estar na dependência do monarca e não diretamente das autoridades eclesiásticas, como ocorria em relação às universidades. Contudo, a primazia do médico internista ainda persistia. Isso fica demonstrado pela ordem no cálculo imaginado por Petty, em que o cirurgião aparecia, entre outros auxiliares, como uma função do número necessário de físicos.

Em Paris, ao contrário, a faculdade de medicina continuou a enfeixar em si toda a gama dos poderes corporativos. Na segunda metade do século XVIII, entretanto, sua autonomia de jurisdição sobre a prática médica sofreria um grande abalo com a instauração da Societé Royale de Médecine (Sociedade Real de Medicina), ordenada por Luis XVI. Essa foi a sociedade médica cujas atribuições estiveram mais caracteristicamente integradas aos interesses do Estado absolutista. Surgiu da necessidade de combate às epidemias e às epizootias, tendo por projeto básico a constituição de um corpo de profissionais, articulados por todo o território nacional, com a missão de coletar informações demográfico-sanitárias e intervir estrategicamente por ocasião de doenças coletivas.

Por seu caráter de instituição a serviço do Estado, a Societé estava fatalmente destinada a retirar da faculdade algumas de suas prerrogativas no controle da prática médica, transferindo-as para a alçada do poder central. Esse fenômeno foi observado e enfatizado por Foucault em *O nascimento da clínica* (1972, p.27): "seu papel se amplia sem cessar: órgão de controle das epidemias, ela se torna pouco a pouco um ponto de centralização do saber, uma instância de registro e de julgamento de toda a atividade médica".

A faculdade de medicina saiu, então, a campo, em defesa própria, alegando que seu prestígio estava sendo subvertido e sua autoridade em questões médicas caindo no descrédito. Os porta-vozes da Societé, por turno, apoiavam-se no argumento de que a administração imperial tinha necessidade de manter uma vigilância médica da população e indicavam que a faculdade deveria ads-

Do físico ao médico moderno

tringir-se às funções educacionais, cabendo o papel de discussão e aconselhamento, em questões sanitárias, à Sociedade Real.[7]

Tanto o Colégio de Físicos de Londres quanto a Sociedade Real de Paris traduzem, em diferentes graus, dois fenômenos que assinalaram as transformações históricas da organização social da medicina, nesse período: 1. a progressiva perda do domínio da Igreja sobre a reprodução do saber; 2. o deslocamento do controle da prática médica em direção ao poder centralizador do Estado. Podemos afirmar que essas instituições representaram uma solução de compromisso entre os objetivos do Estado e os interesses corporativos dos profissionais, na área da medicina interna.

* * *

Entre os séculos XVI e XVIII, a hierarquia das técnicas médicas foi minada em seu sustentáculo ideológico pela falência do poder da aristocracia fundiária e das instâncias eclesiásticas a ela associadas. O médico internista, apoiado na inércia da organização político-jurídica da medicina, continuou a proclamar sua superioridade perante o cirurgião. No entanto, a sociedade não tinha motivos para conservar seus privilégios de intelectual.

O horizonte que a burguesia buscava em sua ascensão abria-se para um mundo de empreendimentos pela ação conjunta do cérebro e da mão; um mundo a ser investigado e explorado livremente: comércio, navegação, manufatura, colonização. O saber abstrato e contemplativo deveria ceder lugar ao saber operativo, à técnica em sua plenitude de conhecimento e ação. Findara o antagonismo entre método e experiência, como ficaria demonstrado na doutrina de Condillac, que propunha o procedimento de análise dos objetos sensíveis; Cabanis (1823, p.230)

---

7   "Eles apontavam também a necessidade de um corpo médico nacional discutir todos os aspectos da medicina, uma vez que as faculdades deveriam primordialmente dedicar-se ao ensino e não ser centros de discussão e aconselhamento" (Hannaway, 1972).

iria descrevê-lo como uma série de *operações* de decomposição e recomposição do real, "uma espécie de dissecção". Os próprios sistemas filosóficos começavam a tomar emprestado ao universo das ações mecânicas as símiles com que descreviam o movimento da razão. A intervenção manual, portanto, não mais poderia estigmatizar a cirurgia; antes, era o sinal de sua maior consonância com os novos tempos.

Mas a cirurgia não apenas se libertou desse impedimento, como também pôde assumir funções positivas no contexto da sociedade. Para a "nobreza de Estado", ansiosa em alargar os limites do território nacional e fazer novos súditos tributáveis, a cirurgia apresentava-se como um adjuvante do serviço militar, cujo valor não poderia ser subestimado. Assim, em toda corte europeia, organizaram-se corpos de cirurgiões, e seus membros ganharam reputação e honrarias (Paré, Glowes, Wiseman e tantos outros). A ideia absolutista de que o Estado precisava de um exército numeroso e bem organizado contribuiu grandemente para a ascensão social do cirurgião, e dessa ideia serviram-se as corporações cirúrgicas para atrair os favores imperiais. Compreende-se, desse modo, por que, ao ordenar a realização de demonstrações de anatomia e operações no Jardin du Roi (Jardim do Rei), Luis XIV declarou considerar a cirurgia uma das artes "mais necessárias em um Estado".

Por outro lado, o uso generalizado de armas de fogo, após o século XV, fazia da assistência aos feridos uma necessidade a ser atendida prontamente, e o tratamento das lesões requeria habilidades especiais. Essas modificações nas técnicas da guerra, decorrentes do invento da pólvora, foram um fator de promoção social do ofício dos cirurgiões, sob o *ethos* do absolutismo e do "despotismo esclarecido".

A experiência adquirida nos campos de batalha veio a contribuir na unificação das técnicas cirúrgicas. De modo geral, os cirurgiões corporativos da Idade Média tinham pouca prática no manejo dos instrumentos de incisão; executavam, preferentemente, ações na superfície do corpo: hemostasia, sutura e penso. Os abscessos eram as únicas afecções em que se utilizavam sistematicamente das incisões. Só entre o grupo dos cirurgiões ambulantes encontrava-se quem tivesse habilidade e coragem de perpetrar grandes operações por incisão (os herniotomistas e os litotomistas fiavam-se em habilidade transmitida como segredo familiar de geração a geração). O tratamento das feridas feitas por armas de fogo, após a Renascença, acabou por fazer desaparecer essa oposição entre o superficial e o profundo, na medida em que obrigou os cirurgiões a fazerem incisões para desalojar o chumbo, retido em regiões internas do corpo. Maior audácia passou a ser exigida, pois não bastava estancar a hemorragia, aproximar os bordos da ferida e suturá-los, como se fazia nas lesões por arma branca, tão comuns na Idade Média. A experiência com as incisões pôde, então, ser aperfeiçoada e, posteriormente, transmitida para a prática civil.[8]

Um acontecimento significativo na ascensão social dos cirurgiões foi a separação entre sua corporação e a dos barbeiros. Em Londres, de 1545 a 1745, e em Paris, de 1660 a 1743, eles formaram uma corporação conjunta. A associação com os barbeiros era duplamente incômoda; primeiro, porque sua profissão tinha menos prestígio do que a dos cirurgiões; segundo, porque, restritos à realização de sangrias e aplicação de sanguessugas,[9] os barbeiros enfrentavam uma condição de absoluta sujeição aos desígnios terapêuticos dos médicos internistas. Por conseguinte, tal associação reforçava a dependência dos cirurgiões em relação à faculdade de medicina ou a seu colégio. Se quisessem atingir igualdade de direitos com os médicos, os cirurgiões deveriam

---

8 Uma contribuição semelhante ocorreu por parte dos cirurgiões "cortadores" (principalmente litotomistas e herniotomistas) que, durante o século XVIII, passaram a ser admitidos nas guildas cirúrgicas (cf. South, s.d., p.158).

9 No Brasil, segundo referência de Lycurgo Santos Filho (1947, p.146), no século XIX, apareciam frequentemente nos jornais anúncios de lojas de barbeiros que realizavam sangrias e "deitavam bichas".

livrar-se da companhia dos barbeiros. Por isso, elegeram estrategicamente duas frentes de combate: uma contra os médicos, pela igualdade, e outra, contra os barbeiros, pela supremacia.

Os barbeiros foram mais facilmente derrotados. Afinal, sua prática era exclusivamente civil, não tinha utilidade nos empreendimentos bélicos. Uma declaração de Luis XV estabeleceu a distinção de estatuto técnico e de honorabilidade entre as duas profissões, separando-as definitivamente, na França:

> O rei afirmava que a cirurgia tinha sido degradada por sua aliança com uma profissão "inferior", a guilda dos barbeiros ... Além disso, o cirurgião diligente deveria aprender Latim e filosofia, e receber o grau de bacharel em artes pela Universidade antes de se fazer mestre em cirurgia. Nos termos da declaração de 1743, a cirurgia deveria ser uma "art sçavant" e uma "vraye science". (Gelfand, 1970)

A cirurgia é uma arte culta, tal é o lema adotado pelos cirurgiões no enfrentamento com a faculdade de medicina. A veracidade dessa afirmação ainda não se manifestara concretamente porque a faculdade criava constantes impedimentos ao ensino público no colégio de São Cosme, onde, desde a Idade Média, estavam congregados os cirurgiões "de bata longa". Mas, em 1741, organizou-se a Académie Royale de Chirurgie (Academia Real de Cirurgia), uma associação cultural e corporativa, dedicada, segundo os planos de seu secretário, François Quesnay, a "fundamentar a cirurgia em observações, em pesquisas físicas e em experimentações". A faculdade imediatamente denunciou a nova entidade como usurpadora de seu direito exclusivo de ensino. A resposta dos cirurgiões está descrita no artigo *chirurgien* da enciclopédia de Alembert e Diderot:

> Eles alegaram diante da universidade que uma profissão baseada numa legislação em vigor os autorizava a realizar, onde bem entendessem, lições públicas da arte e ciência da cirurgia; que eles

Do físico ao médico moderno

sempre tiveram o direito de ensinar publicamente na universidade; que a cirurgia, sendo uma ciência profunda e das mais originais, não poderia ser ensinada adequadamente e em forma segura a não ser por cirurgiões; e que, se os cirurgiões fizessem parte da universidade, o ensino dessa ciência teria sempre pertencido à universidade. (*Éloge de Quesnay par J. P. Fouchy*, in Quesnay, 1965, p.29-30)

A Académie tinha uma constituição similar à de outras entidades culturais criadas pelo Estado absolutista na França. Seu objetivo anunciava-se claramente – desenvolver as qualidades intelectuais do cirurgião e firmar no público a respeitabilidade da profissão. Naturalmente, isso implicava demonstrar que a cirurgia era, de todo direito, uma *arte culta*, tal qual a medicina interna. François Quesnay foi um dos líderes do movimento "intelectualizante" da cirurgia, cuja história está ligada à Academia. Segundo Quesnay, os conhecimentos que cercam e fundamentam o ato cirúrgico são mais importantes do que a operação em si. A cirurgia envolveria certas orientações gnoseológicas que transcenderiam a intervenção mecânica da mão e dos instrumentos: "O conhecimento que os casos exigem, os acidentes que os seguem, o tratamento que deve variar segundo a natureza e a diferença desses acidentes, todos esses objetos não são os objetos essenciais da cirurgia?" (Quesnay, 1965, p.733).

Por exemplo, em fratura complicada por uma ferida grave, a redução seria um item secundário à conduta perante a gangrena, as inflamações, as supurações, os depósitos, a febre, a convulsão etc. Daí a cirurgia precisar de ampla base teórica, que haveria de ser encontrada nas ciências "físicas": anatomia, fisiologia, patologia, química e, inclusive, mecânica. À experiência manual deveriam acrescentar-se "o julgamento, a sagacidade, o saber" do cirurgião, visto ser a operação tão somente "um ponto na cura das doenças".

Em Portugal, a academia de Quesnay teve um equivalente na Rial Academia Cirúrgica Portuense, fundada em 1759 por

Manuel Gomes de Lima. Ao passar vista sobre suas expressas finalidades, constata-se que a intelectualização da cirurgia havia, de fato, adquirido foros de um amplo movimento em toda a Europa; tanto assim era, que a Rial Academia propunha-se como objetivo o estudo

> sobre a physica do corpo humano, effeitos e indicações curativas das enfermidades cirúrgicas, dedicando-se principalmente a notar com precisão os casos em que se devam fazer ou omitthir as operações cirúrgicas, o tempo e maneira de as praticar, o que lhes deve preceder e seguir, e finalmente apontará os remédios cirúrgicos convenientes a cada enfermo, a enfermidade e as razões que podem reprovar seu uso. (apud Monteiro, 1926, p.51)

Se é verdade que todas as revoluções na medicina interna, como relembra Foucault, foram feitas em nome da experiência ao leito do doente, podemos afirmar que, na cirurgia, todas as reformas e campanhas por sua dignidade como "arte e ciência", de Guilherme de Saliceto a Leriche, fizeram-se contra o empirismo das operações.

O desaparecimento dos preconceitos contra o trabalho manual, o apoio das instâncias estatais, o aprofundamento de seus componentes racionais, foram todos fatores decisivos na elevação da cirurgia a um plano de igualdade técnica e social com a medicina interna. Na segunda metade do século XVIII, as faculdades de medicina e os colégios com elas relacionados encontravam-se insulados e perdiam gradualmente sua influência hegemônica sobre o conjunto das profissões médicas. Em Paris, a situação de desprestígio da faculdade era bem evidente: o alheamento desta em relação ao governo central deixou um espaço aberto onde se implantaram, de um lado, a Royal Société, e, de outro, a Académie de Chirurgie, tolhendo seus antigos privilégios.

No entanto, a via de renovação técnico-científica e de definitiva unificação entre cirurgia e medicina interna não passou por essas instituições, que ainda preservavam, sob diversas facetas, o velho sistema das corporações. A reforma veio de uma instituição situada praticamente fora da organização social da medicina nesse período de transição; veio, precisamente, do hospital, transformado em local de prática e de ensino.

4
Pontos de encontro

Durante o século XVIII, a organização social da medicina incorporou a si uma instituição que até aquela época havia permanecido praticamente à margem das atividades médicas: o hospital.

Na Idade Média, as *hospedarias*, mantidas pela Igreja, apenas remotamente se assemelhavam a um hospital, na acepção moderna do termo. Na verdade, cumpriam uma função "previdenciária" indistinta, albergando os "inativos" que abundavam nas cidades, uma mixórdia constituída por doentes crônicos, velhos, inválidos, indigentes, e até estrangeiros em peregrinação. Essas hospedarias dispensavam aos pobres e aos enfermos uma assistência caritativa, embora não fossem capazes de livrá-los dos males físicos ou sociais. Sustentavam-se mediante o excedente da produção apropriado pela Igreja, auxiliando na manutenção da ordem social por um mínimo de amparo à superpopulação que resultava das condições feudais de produção. Não eram, portanto, agências tecnicamente orientadas para a cura dos enfermos. Um médico podia ser destacado, pelas autoridades municipais, para dar consultas nas hospedarias, e, em alguns lugares, as ordens religiosas costumavam assalariar físicos e "sangradores", em

Do físico ao médico moderno

funções mais ou menos permanentes. Mas a principal atividade profissional dos médicos da Idade Média desenvolvia-se no domicílio do paciente ou do próprio médico.

A transformação dos hospitais em agências terapêuticas eficazes, deixando de ser "morredouros", locais onde o pobre ia morrer, foi magnificamente analisada por Foucault e não reprisaremos seus pormenores. Foucault (1974) associa essa mudança no caráter do hospital às políticas de expansão comercial e de fortificação do poderio militar, peculiares ao Estado absolutista e ao mercantilismo:

> Se os hospitais militares e marítimos tornaram-se o modelo, o ponto de partida da reorganização hospitalar, é porque as regulamentações econômicas tornaram-se mais rigorosas no mercantilismo, como também porque o preço dos homens tornou-se cada vez mais elevado. É nesta época que a formação do indivíduo passa a ter um preço para a sociedade.

O fato é que, a partir do século XVII, a prática médica fez do hospital um ambiente privilegiado de experiência e ensino. Isso pôde ocorrer em relação aos hospitais das ordens religiosas graças à interferência do Estado nas questões de assistência social. Fundando asilos, *workhouses*, hospedarias próprias etc., o Estado poupou aos hospitais da Igreja esse amplo papel assistencial que os sobrecarregava e impedia que eles se especializassem em tarefas exclusivamente terapêuticas.

Foi nessa época que os grandes hospitais de Londres – São Bartolomeu e São Tomás – e de Paris – Hôtel-Dieu e Charité – começaram a instituir postos de chefia para médicos e cirurgiões. Estes deixam de ser figuras acessórias ao pessoal religioso e investem-se de importantes atribuições administrativas. O conhecimento médico pôde, então, moldar o espaço interno do hospital e ditar normas de atendimento: a criação de enfermarias por categoria nosológica, a individualização do enfermo em seu leito, a cubagem adequada do ar, a higienização das roupas etc.

Mas, a par dessas mudanças nas organizações tradicionalmente mantidas pela Igreja, houve a criação, diretamente pelo Estado, de hospitais que atendiam às solicitações da política absolutista. O melhor exemplo, embora um pouco tardio, é o do hospital do Colégio de Cirurgia, em Paris. Fundado em 1774, por Luis XVI, estava destinado ao estudo de casos especialmente graves, "sobretudo de feridas por armas de fogo e armas brancas a fim de treinar em tempo de paz um certo número de cirurgiões no exercício da cirurgia militar".[1] O hospital foi estabelecido por gestões desenvolvidas na corte por Tenon e pelo primeiro-cirurgião do rei, La Martiniére. Representava uma expansão das finalidades culturais e profissionais do Colégio de Cirurgia, antigo São Cosme; contava com um pequeno número de leitos, porque, segundo justificativa dada por Tenon, "nos grandes hospitais vê-se uma enorme quantidade de pacientes e não há tempo para meditar suficientemente sobre eles".

Ora, a instituição hospitalar, nos séculos XVII e XVIII, não tinha papel específico na organização social da medicina, que ainda, em grande parte, se regia por padrões medievais. O hospital aparecia como algo deslocado no esquema original que distribuía funções e poderes entre as faculdades, as guildas e os colégios. Era uma nova modalidade de exercício profissional que exigia a colaboração de distintas categorias de pessoas – religiosos, estudantes e médicos. Representava, assim, uma ruptura com o atendimento isolado e individualizado da prática domiciliar. E, embora estivesse voltado primordialmente ao tratamento intensivo dos enfermos, a função pedagógica acrescia-lhe espontaneamente.

No hospital, estudantes e mestres formavam uma coletividade diante de outra coletividade – os enfermos. As oposições sistemáticas, que eram uma herança da organização medieval da medicina, dificilmente poderiam ser conservadas nesse novo am-

---

1 Trecho de carta de Tenon dirigida a La Martinière (apud Gelfand, 1973).

biente. Não havia mais motivos, em face das necessidades sociais impostas pelo hospital, para contrapor o saber à realização de atos técnicos, e o exercício profissional à transmissão do saber.

Os hospitais foram absorvidos como um corpo estranho dentro da organização social da medicina e iriam constituir, ao final, um elemento de corrosão de sua ordem corporativa. Um porta-voz da guilda dos barbeiros e cirurgiões londrinos chegou a lamentar publicamente as perdas financeiras e de prestígio provocadas pelo ensino hospitalar. Afirmava que ninguém estaria disposto a submeter-se à longa aprendizagem com um mestre, se, por menor quantia de dinheiro e em tempo breve, os hospitais poderiam proporcionar-lhe a necessária habilitação:

> For is it reasonable to suppose yt any person will give soe much money as we generally require and a seven years apprenticeship when for a fourth or less and in the Space of one year at furthest they become such proficients as to practise for themselves either about the town, in the army or navy or elsewhere with ye reputation of being bred in a Hospital. (South, s.d., p.247)[2]

Não há dúvidas, entretanto, de que o hospital dos séculos XVII e XVIII era uma instituição adaptada às regras do jogo das corporações – constata-se que impunha restrições à entrada de estudantes, à distribuição de cadáveres etc.[3] Mas seu mimetismo diante das corporações médicas não ia muito além desses aspectos de regulamentação interna, comuns a todas as instituições, antigas e modernas, que resumem em si interesses coletivos. Ao

---

2 Pois é razoável supor-se que ninguém dará tanto dinheiro quanto geralmente exigimos e sete anos de aprendizado quando por um quarto ou menos e no Espaço de um ano no máximo irão tornar-se tão proficientes a ponto de praticar por si mesmos na cidade, no exército ou marinha ou em qualquer outra parte com a reputação de ter sido treinado em um Hospital.

3 Os aspectos "corporativos" do hospital nesse período são analisados por Gelfand (1972).

hospital não competia uma explícita função político-jurídica no controle da prática profissional, ao contrário do que ocorria com as legítimas corporações. Nesse sentido, ele estava realmente deslocado dentro do sistema de poder que havia sido criado pelas universidades e pelas guildas. Na verdade, contrapunha-se tacitamente aos princípios vigentes na antiga organização social da medicina, dos quais decorriam a hierarquização e a segregação das duas principais categorias profissionais. Na medida em que visava a atender a necessidades novas, impostas pelo Estado e pela sociedade em transformação, teve força para destituir o saber abstrato de seu posto de autoridade; e substituiu a velha hierarquia social das profissões médicas pela cooperação dentro de uma divisão técnica do trabalho.

Assim, o hospital pôde "democratizar" a prática médica ao atribuir encargos e *status* semelhantes ao cirurgião e ao internista. Estes passaram a colaborar no tratamento dos mesmos casos, e um relacionamento "horizontal" surgiu no lugar da "verticalidade" que a superioridade do físico, como intelectual orgânico de uma classe, havia originado na Idade Média.

É bastante sintomático, a esse respeito, que todos os projetos de reforma da medicina no século XVIII tivessem em comum três pontos básicos: 1. as modificações na prática médica deveriam ser conduzidas pelo Estado, em seu próprio benefício; 2. a reforma dependeria essencialmente de uma revisão das relações entre prática e ensino; 3. era indispensável que se instituíssem, nas universidades, hospitais de clínica.

Segundo certos reformadores, o hospital de ensino seria o lugar indicado para que se realizasse a unificação das práticas da medicina interna e da cirurgia. É o que preconizava o médico português Antonio Ribeiro Sanches, um genial precursor da anatomoclínica, para quem todos os médicos deveriam "aprender a Chirurgia practica na Universidade; e sabella taõ bem que a practicassem; da tal modo, que se extinguisse esta classe de homens com o nome de Chirurgioens" (Ribeiro Sanches, 1959, p.48). No projeto de Sanches, que data de 1763, é recomendada a criação de uma Universidade Real e de um hospital de ensino a ela agregado nos quais não haveria nenhuma distinção de privilégio entre as técnicas da cirurgia e as da medicina interna:

> O meu intento he que os Estudantes destinados a esta sciencia comecem a frequentar o Hospital, huma ou duas vezes por dia, pello menos desde o primeiro dia que entrarem à aprender a Medicina: he taõ-bem, o meu intento que todos aprendaõ no mesmo Hospital a *Chirurgia practica*, sangrar, fazer as operaçoens Chirurgicas, saber aquellas das ataduras; do mesmo modo que todo o Medico deve saber dessecar hum cadaver, destillar um espirito vegetal, ou mineral, assim deve saber curar huma ferida, e fazer huma operaçaõ, por exemplo da hernia, ou com o trepano. (ibidem, p.41)

Dentro do hospital, toda a diferenciação social entre as categorias do médico internista e do cirurgião era reduzida a um problema de indicação terapêutica, convertendo-se, portanto, em opção técnica e, consequentemente, em questão de divisão técnica do trabalho. A hegemonia do médico internista foi destruída, pois ele teve de se defrontar com o cirurgião em um plano de igualdade perante as necessidades de uma prática imperiosamente coletiva, em que suas tarefas constituíam apenas um momento no cuidado aos enfermos ou um setor específico na repartição espacial das classes nosológicas.

Os cirurgiões encontraram no hospital condições particularmente propícias a sua prática. Pela multiplicidade de seus recursos instrumentais – aparelhos ortopédicos, bisturis, trépanos, material de penso, mesas operatórias etc. –, a cirurgia, de fato, necessitava de um local fixo e amplo para que pudesse ser exercida mais comodamente. Por ser uma arte realizável somente pelo trabalho integrado do mestre e de seus auxiliares, o ambiente coletivista do hospital sobremodo a favorecia. Por outro lado, o princípio do "ver e fazer", fundamental na educação do cirurgião, podia dinamizar-se pela grande variedade de casos a serem tratados e de cadáveres facilmente supridos para dissecção. As operações de afecções internas (diversos tipos de hérnia, litíase e tumor) passaram a ser executadas com maior segurança e foram aperfeiçoadas graças ao acompanhamento e à comparação dos casos.

No hospital, a cirurgia desenvolveu sua dimensão "interna", porque teve de recrutar outros recursos terapêuticos além das operações. A febre, a gangrena, a erisipela, as convulsões etc., todos esses "objetos essenciais da cirurgia", de que falava Quesnay, não podiam ser enfrentados senão com os mesmos elementos terapêuticos de que se servia a medicina interna. Além disso, repetidas observações da história natural da gangrena e de outras graves afecções resultantes de procedimentos operatórios drásticos, como a amputação, forçaram a cirurgia a delinear para si critérios acurados de intervenção. Firmou-se o consenso de que se deveria obedecer a uma estratégia quanto ao uso das operações, estratégia cuja definição exigia não apenas conhecimento aprofundado das ciências básicas – anatomia, fisiologia, patologia – como também longa experiência clínica; conforme Bichat (apud Leriche, 1951, p.10), o cirurgião deveria saber quais são os casos que exigem operações e em quais evitá-las, e deveria conhecer

> o tempo e os locais adequados para praticá-las, as circunstâncias que influem sobre seu sucesso ou malogro, as modificações tão variadas que sofrem por uma infinidade de circunstâncias, as sequelas que delas resultam e os meios de tornar essas sequelas menos graves.

O sistema de conhecimento peculiar à cirurgia foi assim transformado, e seus aspectos científicos ressaltados, de tal maneira que, no fim do século XVIII, a "dignidade epistemológica" desse ramo da prática médica já era plenamente reconhecida. Nesse particular, as atividades culturais e de propaganda patrocinadas pelos colégios de cirurgia, na França e na Inglaterra, constituíam o necessário complemento às novas experiências possibilitadas pelo hospital.

Mas, da mesma maneira, a prática hospitalar alterou os princípios gnoseológicos da medicina interna. Desde a Idade Média, a atividade clínica preponderante era o prognóstico, que se fundava nas teorias humoralistas de Hipócrates e Galeno. No método da prognose, as relações entre significante e significado eram estabelecidas pela associação entre diferentes eventos, afastados um do outro temporalmente: dados resultantes da tomada do pulso, da inspeção do facies, da uroscopia, informavam sobre o estado geral do paciente e sobre a ocorrência de ulteriores crises, recaídas, convalescença ou desenlace fatal. Tratava-se de uma orientação diacrônica da experiência clínica, cuja semiologia se construía pela observação de sucessivos eventos temporais e por seu registro em certo número de casos, cada um acompanhado individualmente. O prognóstico não excluía, naturalmente, o diagnóstico de algumas entidades nosológicas bem conhecidas desde a Antiguidade: a pneumonia, a pleurisia, a gota, a cistite, a epilepsia e outras afecções, agudas e crônicas. Mas o vetor temporal manifesto na predição de ocorrências clínicas gerais preponderava sobre o enquadramento da enfermidade em classes ou em grupos distinguíveis pela localização espacial da lesão. Ora, o hospital propiciou uma maneira distinta de interpretar os sintomas e sinais físicos. A comparação entre múltiplas séries de casos, nas enfermarias e salas de necropsias, conduziu à espacialização dos elementos de representação da doença, fazendo substituir o movimento dos humores e suas discrasias pela noção de lesão anatomopatológica. A dimensão temporal teve sua importância relativizada dentro de uma patologia que identificava seus objetos em regiões e órgãos definidos do corpo. O sistema semiológico deslocou-se para uma posição sincrônica: os sinais físicos da ausculta, percussão, inspeção etc., e o conjunto da sintomatologia serviam para denunciar as vigentes lesões orgânicas. Estas foram consideradas o substrato último das doenças, devendo sua existência ser revelada por modificações fisiológicas ou diretamente anatômicas, que se tomavam como seus índices clínicos. Formava-se, desse modo, a *anatomie sur le vivant* – o método anatomoclínico, expressando a singular combinação entre ensino e prática da medicina no âmbito do hospital.

Ao favorecer tanto a "interiorização" da cirurgia quanto a "anatomização" da medicina interna, o hospital equiparou essas duas técnicas em termos de qualificações intelectuais e de método de exploração das doenças, como será visto no capítulo seguinte. Eliminou a oposição entre o externo e o interno, o visível e o oculto, o trabalho e o saber, que, há muito tempo, segregavam os dois ofícios. Essa homogeneização teórica e operacional destruiu os últimos obstáculos à consolidação de uma unicidade da prática médica; em resumo, possibilitou que a medicina interna e a cirurgia passassem a ser encaradas como simples especialidades de uma mesma forma de conhecimento e intervenção sobre a realidade corpórea do homem.

* * *

"Ó, Deus, por que há tão grande diferença entre o cirurgião e o físico?" A questão, enunciada assim, em termos clamorosos, por Lanfranc, atravessou os séculos e, curiosamente, teve, em todos os lugares, uma resposta uniforme: o físico desprezava o trabalho manual. Todavia, considerando-a de uma perspectiva histórico-social, há de se reconhecer que o menosprezo pelas atividades manuais constituía apenas o sintoma e jamais a causa da existência de todos os contrastes entre as duas categorias profissionais. A ascendência do físico provinha, na realidade, de suas atribuições como intelectual orgânico da classe dominante. A mística de seu ofício tinha necessariamente de estar em oposição ao caráter artesanal da cirurgia, a tal ponto que aparecia como uma prática social distinta. A organização da medicina estava assentada sobre um fundamento ideológico mantido pela diligência intelectual do físico; daí a posição de supremacia político-jurídica de que desfrutavam seus órgãos corporativos – as faculdades médicas e os colégios a elas coligados. Em um primeiro momento, o papel ideológico do físico produzia as diferenças de poder no seio da estrutura corporativa, ou seja, atribuía às faculdades maiores prerrogativas no controle da prática médica, como reflexo jurídico e institucional de uma relação pessoal de autoridade. Mas, em um momento seguinte, eram as próprias corporações dos físicos que se responsabilizavam pela reprodução das diferenças pessoais e institucionais, preservando a separação entre os dois ofícios. Os cirurgiões eram dominados na medida em que participavam – embora passivamente – do mesmo universo ideológico, que impunha, de um lado, a aquiescência perante a autoridade do sábio, e, de outro, o zelo pelos interesses de grupo, dentro da hierarquia de poder que distinguia as corporações médicas.

Na transição do feudalismo ao capitalismo, a estrutura político-jurídica dessas corporações manteve-se de pé, mas os elementos ideológicos de que se revestia tornaram-se tradicionais, senão retrógrados, e eram incapazes de dar conta das novas tarefas político-ideológicas exigidas pela sociedade. Havendo um descompasso entre a ideologia necessária à reprodução de tal estrutura e as novas relações sociais, a autoridade das faculdades, em ordenar e supervisionar todo o campo da prática médica, foi posta em xeque. As novas entidades corporativas, que apareceram durante a fase do absolutismo, já estavam presas a outros tipos de compromisso político-ideológico e, por isso mesmo, confrontaram-se e rivalizaram-se com as faculdades médicas. Suas atividades não se limitavam à normalização da prática profissional ou a seu ensino, mas se dirigiam também a importantes questões de Saúde Pública, de educação sanitária e de medicina militar. Utilizando-se assim das corporações médicas, o Estado conservou parcialmente a autonomia delas na área de jurisdição sobre a prática profissional, porém, as subordinou a seus objetivos e encontrou entre alguns médicos (internistas e cirurgiões, indistintamente) os intelectuais de que precisava na divulgação e execução de seus projetos.

Gradativamente, surgiram as condições nas quais a medicina interna e a cirurgia deixaram de ser práticas sociais distintas. As determinações de ordem ideológica, político-jurídica e econômica passaram a atuar sobre elas de uma mesma maneira. Nas condições históricas produzidas pelo capitalismo, estabeleceu-se uma nova forma de organização da medicina em que esses dois tipos de atividade médica revestiram-se de um mesmo significado social, isto é, apresentaram as mesmas articulações, supra e infraestruturais, com a sociedade. Foi na chamada medicina liberal que a medicina interna e a cirurgia finalmente se relacionaram como meras especialidades técnicas de uma prática social única.

A formação da medicina liberal tem dois pressupostos históricos: primeiro, a generalização das relações mercantis, isto é, das trocas mediadas pelo dinheiro; segundo, o estabelecimento de um Estado centralizador, capaz de tomar totalmente a si o encargo político-jurídico de fixar os limites de competência e de legitimidade do profissional médico. Essas duas condições *negam*, no nível econômico e político, toda a estrutura das corporações, cujos dispositivos legais visavam a limitar a competição entre seus afiliados. Na medicina liberal, o que se verifica é, de um lado, o controle da prática médica exercido a distância pelo Estado, e, de outro, a livre troca dos serviços médicos. A separação ou distanciamento entre o controle político-jurídico e a venda dos serviços produz a impressão de *laisser-faire* que geralmente se associa a sua prática.

O aspecto econômico da medicina liberal merece ser examinado mais detidamente, pois há uma tendência muito difundida a caracterizar essa forma de prática médica, simplificadamente, como "não capitalista", visto que tem por agente um produtor independente, proprietário de suas condições de trabalho. Mas parece-nos importante ressaltar que, embora não envolva imediatas relações de produção capitalistas, a medicina liberal teve sua emergência determinada historicamente por condições capitalistas de tipo mercantil.

Sabe-se que, com a ampliação das relações de produção capitalistas, a circulação monetária faz-se universal, porque tudo tende a adquirir valor de troca. Cada indivíduo passa a dispor de uma fração da riqueza monetária como resultado quer da venda de sua força de trabalho, quer do emprego produtivo de seus bens. Todos participam de um mercado onde trocam salário e renda por meios de subsistência ou artigos de luxo. Com a multiplicação das necessidades e das riquezas disponíveis, as relações mercantis atingem um ponto de amadurecimento.

Ocorre que os serviços médicos também se deixam envolver por este mercado em expansão. A demanda por tais serviços aumenta e, teoricamente, todos que participam da economia capitalista podem comprá-los. Na prática, a classe trabalhadora enfrenta a limitação de esses serviços nem sempre estarem incluídos nos restritos meios de salário de que dispõe em momento dado. Mas, de qualquer maneira, com a universalização do mercado, os cuidados médicos passam a ser comprados sistematicamente, e por uma maior fração da população, se comparado com o que era possível nas condições da sociedade feudal. Tendo desaparecido seu "cargo" no séquito de servidores dos nobres e prelados, o médico vê-se obrigado a entrar com seus serviços nesse mercado livre. Antes, sua remuneração, tanto em salário quanto em honorários por serviço prestado, era extremamente variável; dependia, sobretudo, das posses do cliente – quanto mais rico, mais se cobrava. Mas, nas condições capitalistas, a concorrência, no âmbito de um sistema de trocas muito frequentes, leva o preço dos serviços médicos a tornar-se relativamente uniforme. É só nesse momento que o cuidado médico, comprado sob a forma individualizada da "consulta", passa a exibir unidades constantes de valor de uso e de valor de troca. A concorrência entre os "produtores" desses serviços e a troca sistemática tendem a nivelar o preço da utilização de sua força de trabalho. Em média, o preço dos serviços prestados, em um dado período de tempo, fica determinado pelos custos da reprodução da força de trabalho qualificada do médico, nesse período. Sendo trabalho vivo, consumido como tal, os serviços médicos não representam rigorosamente "mercadorias"; não assumem a forma do valor intrinsecamente, mas só em relação à força de trabalho que lhes dá origem. No entanto, como valor de uso exteriorizado por uma mercadoria (a força de trabalho), cujo valor constitui a norma na determinação de seu preço, os serviços médicos, na organização liberal, podem ser tratados como se fossem mercadorias e, de fato, são elementos de uma circulação simples. Sob esse aspecto, a venda de serviços assemelha-se à venda da força de trabalho ao capitalista, com a importante diferença de que, no primeiro caso, só interessa a apropriação do valor de uso, ou seja, o consumo pessoal de uma atividade útil, enquanto, no segundo, o que se deseja é que tal atividade seja fator de valorização do capital, de tal maneira que incorpore mais valor do que aquele que foi pago na compra da força de trabalho.

Quando se esboçaram os principais traços da organização liberal da medicina, tanto a cirurgia quanto a medicina interna tornaram-se alvo dessas forças econômicas. Isso constituiu um fator adicional em sua equiparação do ponto de vista da sociedade. As anteriores atribuições ideológicas da medicina interna decorriam da natureza peculiar de seus serviços, porque estes se distinguiam como trabalho intelectual dirigido a objetos mais ou menos ocultos e de origem duvidosa. Na organização liberal, a medicina interna é reduzida a uma atividade profissional – entre muitas outras – comprada no mercado de serviços. A livre troca nivela o médico internista a outros produtores, submetendo todos eles a uma mesma "relação geral", de cunho econômico. A influência ideológica, que se ligava à natureza peculiar de certos serviços, na Idade Média, entrou em declínio quando se estabeleceu a "generalidade mercantil" sob o capitalismo. Na Idade Média, anota Marx (1972, p.339):

A relação geral não é capaz de determinar se o prestador do serviço recebe um soldo, um honorário, se figura no rol dos civis, ou se seu grau hierárquico é superior ou inferior ao do pagante: a qualidade natural e particular do serviço o decidirá. Quando o capital instaura seu domínio, todos esses estados veem-se mais ou menos *desonrados*. As prestações de serviço pessoal perdem então sua auréola divina, que a tradição lhes havia conferido no curso do tempo.

Entre os ofícios médicos, a "auréola divina" era sobretudo uma propriedade da medicina interna. Extinguiu-se, entretanto, com o advento da medicina liberal, produto de toda uma longa série de mudanças históricas no nível da sociedade e da organização da prática médica. Doravante, tanto a medicina interna quanto a cirurgia passaram a ser regidas por uma determinação geral que se sobrepõe à natureza específica do trabalho que delas se exige. A troca sistemática, em regime de concorrência, representa, assim, a relação social predominante na medicina liberal. É o elemento principal na determinação social desse tipo de prática médica, garantindo sua reprodução continuada. O econômico substitui o ideológico no amoldamento da organização social da medicina; não porque o ideológico desapareça, mas porque passa a segundo plano. Sendo assim, todas as distinções hierárquicas entre o médico internista e o cirurgião anularam-se, e em seu lugar surgiram diferenças exclusivamente econômicas, decorrentes da maior ou menor qualificação da força de trabalho, amplitude do uso de recursos instrumentais etc. Tais diferenças manifestaram--se no custo das unidades de cuidado médico que produziam, mas não foram capazes de originar novas contradições entre os dois profissionais.

A medicina liberal está submetida às regras de um mercado livre, onde interagem a oferta e a procura. É resultado de uma economia em que preponderam as relações capitalistas de produção, embora ela mesma se fundamente no trabalho de um produtor independente. Na verdade, trata-se de uma forma de organização social da medicina que viceja nas condições do capitalismo concorrencial e está plenamente adaptada a ela. Aliás, a ideologia de grupo da medicina liberal coincide com os princípios do liberalismo econômico. Essa ideologia foi expressa de maneira muito clara por um famoso reformador da medicina, Cabanis, citado por Foucault (1972, p.79-80):

> Num estado social bem regulado, a liberdade de indústria não deve enfrentar qualquer obstáculo; deve ser integral, ilimitada; e como o desenvolvimento de uma indústria não pode tornar-se útil a quem a cultiva senão na medida em que é útil ao público, segue-se que o interesse geral é aqui verdadeiramente fundido com o interesse particular.

* * *

Historicamente, a formação da medicina liberal está associada também a certas condições políticas, particularmente àquelas relacionadas à hegemonia do Estado capitalista e das classes nele representadas. A autojurisdição exercida, em maior ou menor extensão, pelas corporações médicas, na Idade Média, já havia sido atenuada pela intervenção do Estado, durante o período de transição ao capitalismo, marcado pelo surgimento das monarquias absolutistas. Com a definitiva consolidação do poder da burguesia, no âmbito do aparelho de Estado, os mecanismos de controle e legitimação da prática médica foram definitivamente centralizados. Nesse sentido, adotam-se dois princípios político-jurídicos: 1. os órgãos de formação (as universidades) devem pertencer ao governo central ou ser por ele supervisionados e regulamentados; 2. nos casos de exercício ilegal, de atos de negligência, incompetência etc., o praticante responde perante as instâncias judiciárias comuns.

Mas o controle da prática médica é feito a certa distância, não há uma interferência direta com a prestação dos serviços. Os órgãos de habilitação profissional servem como intermediários a esse controle: só pratica livremente a profissão quem for habilitado em instituição credenciada pelo Estado. Não existem regulamentações que digam respeito à prática profissional propriamente dita. Ora, esse controle indireto, que legitima os profissionais e confere-lhes responsabilidades idênticas às de outros "cidadãos", dá-se de tal forma que favoreça a "liberdade de indústria", mencionada por Cabanis, que é transformada em princípio ideológico orientador da medicina liberal, por reflexo de sua determinação econômica. Desse modo, o aspecto político-jurídico da medicina liberal resume-se a uma vigilância e a uma conferência de legitimidade por parte do Estado, o que não afeta seu dinamismo econômico, onde o interesse da coletividade supostamente coincide com o interesse individual do médico.

A implantação do aspecto político-jurídico da medicina liberal foi consequente à derrocada das corporações médicas. Fez-se necessária uma ação política para que o remanescente da antiga organização social da medicina finalmente desaparecesse. Na França, as agitações e discussões dos anos iniciais da Revolução levaram ao fechamento das universidades e dos colégios médicos, como se pode ler em *O nascimento da clínica*. Após 1793, a situação, resumidamente, era esta: 1. as escolas de medicina foram reabertas e tiveram seus currículos reformados; 2. o credenciamento dos praticantes passou à alçada do governo; 3. agregaram-se hospitais de ensino às faculdades; 4. fundaram-se sociedades médicas de orientação não corporativa, isto é, liberal; 5. deu-se a introdução do ensino conjunto da medicina interna e da cirurgia.

Uma lei de 10 de março de 1803 ("19 ventoso ano XI"), que tinha por objetivo regulamentar a concessão de licença de prática profissional a médicos, cirurgiões e "oficiais de saúde", afirmava taxativamente em sua exposição de motivos:

> É no seio dessas seis escolas que serão doravante recebidos os doutores em medicina e cirurgia, profissões que não podem mais ser separadas, pois seus estudos estão fundamentados sobre as mesmas bases e os mesmos princípios. (Trebuchet, 1834, p.414)

As universidades criaram, para essas duas categorias técnico-profissionais, uma prévia formação, as chamadas "ciências básicas": anatomia, fisiologia, patologia etc. A medicina interna e a cirurgia começavam a aparecer como "especialidades", pois o saber que lhes serve de fundo comum, na prática cotidiana, tornou-se plena e formalmente estabelecido, isto é, institucionalizado. É a partir de seu enraizamento em um mesmo campo de cientificidade que essas categorias passaram a se apresentar como verdadeiros "ramos" da prática médica, bifurcando-se, em suas origens, nos organismos de formação profissional.

5
Técnica e conhecimento

A resistência obstinada que certas ideias gerais, analogias, imagens etc. impõem à instauração de um conhecimento objetivo, nas ciências, foi estudada exaustivamente por Gaston Bachelard sob a denominação "obstáculos epistemológicos". No desenvolvimento de disciplinas científicas da medicina, como a fisiologia e a patologia, tais obstáculos podem ser facilmente identificados.[1] Serve de exemplo o célebre "mito da digestão", a que Bachelard (1975) dedicou um capítulo em *A formação do espírito científico:* trata-se de uma símile pela qual a digestão é descrita como o resultado de um lento cozimento ou combustão dos nutrientes, por efeito do "fogo estomacal".

Contudo, quando estamos interessados em investigar a medicina *como* prática técnica, dentro de uma divisão social do trabalho, ganham maior importância os obstáculos ao conhecimento objetivo que têm origem não em ideias ou imagens enrijecidas pela tradição, mas em determinações intrínsecas à organização

---

1   Ver, por exemplo, Niebyl, 1973.

Do físico ao médico moderno

social da medicina. Estes são obstáculos *institucionais* ao conhecimento, porque decorrem das relações econômicas, político-jurídicas e ideológicas que se institucionalizam em torno de certo tipo de prática médica. É o que veremos em seguida ao examinar a situação dos estudos anatômicos na Idade Média.

As guildas cirúrgicas, velando pela equidade de proficiência e, consequentemente, de proventos de seus afiliados, proibiam a todo mestre da arte realizar privadamente dissecções e necropsias. Afora a prática das operações, só havia um caminho legalmente reconhecido para a aquisição de conhecimentos anatômicos: as dissecções públicas. Em Londres, a companhia conjunta de barbeiros e cirurgiões promovia anualmente uma dissecção pública a que compareciam obrigatoriamente todos os seus membros. A cerimônia era presidida por um físico que, de sua cátedra, lia em latim uma obra sobre anatomia e comentava em vernáculo, para que os circunstantes pudessem entendê-lo. Na verdade, o "doutor em física" limitava-se a ilustrar a anatomia galênica; desenrolava-se, paralelamente, a dissecção de um cadáver humano, cujas partes pertinentes à lição eram expostas por auxiliares, chamados "demonstradores": jamais o físico realizava a dissecção com suas próprias mãos. Manifestava-se concretamente nessa cerimônia a singular combinação entre o ideológico e o jurídico que preservava a autoridade do saber nas relações interprofissionais. A livre interação entre conhecimento e experiência empírica estava impedida por obstáculos erguidos com base na distribuição de poder entre as corporações. Ao físico bastava a ilustração, a exemplificação do saber, para que sua superioridade fosse ratificada; ao cirurgião cumpria acatá-la, porque as normas de sua corporação não permitiam que ele se destacasse individualmente em termos de proficiência técnica; as exibições públicas de anatomia atendiam, assim, aos interesses de todos.

Em Paris, a prática privada de anatomia ou seu ensino pelos cirurgiões estava limitada pelo monopólio que a Faculdade detinha na distribuição de cadáveres. Nos séculos XVI e XVII, essa prerrogativa foi confirmada oficialmente por atos do Parlamento.[2]

A interdição às dissecções privadas persistiu durante longo tempo e não há dúvidas de que o progresso da anatomia e da patologia foi grandemente dificultado por essa particularidade das regras corporativas, que procurava cercear a concorrência entre os profissionais. Ela certamente tem maior significado do que as proibições que a Igreja promulgou em relação ao desmembramento e à manipulação de cadáveres, frequentemente sobre-estimadas nos livros de história da medicina.[3] Esse foi um dos pontos de ruptura com o esquema corporativo, no século XVIII, quando os cirurgiões começaram a empreender cursos privados de anatomia, consistindo na dissecção de cadáveres pelos próprios estudantes, na casa do mestre.[4]

Um processo relativo à repreensão de William Cheselden, por prática privada de anatomia, teve grande repercussão. Cheselden foi chamado perante as autoridades da companhia conjunta de barbeiros e cirurgiões por estar realizando dissecções em sua casa. Os autos do processo são citados por John Flint South:

> At a Court of Assistants of the Company of Barbers and Surgeons held on 25th. march, 1714. Our Master acquainting the court that Mr. William Cheselden, a member of this company, did frequently procure the Dead bodies of Malefactors from the place of execution and dissect the same at his own house, as well during the Company's Publick Lectures as at other times without the leave

---

2 "A Faculdade de Medicina obteve certos decretos do Parlamento nos séculos dezesseis e dezessete, os quais concediam-lhe monopólio da distribuição de cadáveres e no ensino público de anatomia" (Gelfand, 1972).

3 Ver, por exemplo, Robinson, 1947, p.201ss.

4 "Durante a primeira metade do século dezoito, os cursos privados eram, tipicamente, organizados por jovens cirurgiões, às vezes ainda sem o título de mestre, para suplementar suas parcas rendas e aprender através do ensino. Os cursos realizavam-se costumeiramente na própria casa do cirurgião ou em salas alugadas, pomposamente chamadas de 'anfiteatros'" (Gelfand, 1972).

of the Governors and contrary to the Company's By-Law in behalf ... The said Mr. Cheselden was thereupon called in. (South, s.d., p.233)[5]

Trinta anos depois, com a definitiva separação entre barbeiros e cirurgiões, e já na qualidade de presidente da nova companhia, Cheselden (apud Gelfand, 1972) declarava:

> E os chefes da companhia dos cirurgiões e barbeiros, àquela época, passaram uma ordenação para evitar que o conhecimento anatômico se difundisse, prevendo astutamente que os cirurgiões jovens, através desse conhecimento, rapidamente os ultrapassariam ... Os progressos em anatomia e cirurgia alcançados após a eliminação dessas restrições demonstram suficientemente ao mundo sua inadequação.

A dicotomia entre cultura médica e trabalho manual também configurava um obstáculo ao conhecimento objetivo da anatomia e das alterações patológicas. Há de se compreender esse fenômeno por seu significado dentro das relações de poder que uniam as diferentes profissões médicas. Quando se negava a realizar atos manuais, nas dissecções públicas, no exame dos pacientes etc., o físico não apenas mimetizava o comportamento da aristocracia. Com efeito, o desdém pelo trabalho manual – fictício ou real – servia de suporte a sua condição de intelectual, que se apresentava revestida de um mito de espiritualidade. Esta era a garantia de seu domínio pessoal e corporativo. Certamente, a ação

---

5 Audiência dos Assistentes da Companhia dos Barbeiros e Cirurgiões realizada em 25 de março de 1714. Nosso Mestre afirmou perante a audiência que o Sr. William Cheselden, um membro desta companhia, procura frequentemente corpos Mortos de Malfeitores no local da execução e os disseca em sua própria casa, bem como durante as Conferências Públicas da Companhia e em outros momentos, sem a anuência dos Governadores e contra o que dispõem os Estatutos da Companhia a respeito ... O citado Sr. Cheselden foi, portanto, convocado.

manual comprometeria a reputação de sábio e poderia nivelá-lo com o cirurgião e o boticário. Portanto, tal atitude, antes de ser mero e casual esnobismo, tinha raízes profundas na materialidade ideológica da organização social da medicina, porque conferia às atividades do físico conotações de espiritualidade em face do mecanicismo da cirurgia e da farmácia. Para ultrapassar esse e outros obstáculos institucionais ao conhecimento, não bastaria uma mudança interna no sistema epistemológico, mas seria preciso uma ruptura com a própria organização da medicina, tendo como pressuposto o enfraquecimento ou a dissolução das relações sociais prevalentes no feudalismo.

> De qualquer modo, pode-se avaliar a tenacidade desse traço ideológico pelo que é dito em obra anônima de 1726, cujo autor, segundo relato de Toby Gelfand, estabelecia um paralelo entre o médico, "verdadeiro anatomista", dotado de um "esprit sublime" e conhecimento de Latim, física, geometria e mecânica, e o cirurgião, que se limitava a dissecar. A dissecção parecia ter tão pouca dignidade que não merecia ser mencionada como parte da educação do médico. Os cirurgiões eram acusados de abrigar o conceito errôneo de que o exame com os olhos e as mãos era necessário para fazer um diagnóstico fidedigno. O médico precisava tão pouco desses expedientes sensórios quanto o astrônomo de se deslocar aos planetas para dizer seu tamanho e outras características. (ibidem)

Os elementos ideológicos que se consubstanciavam em semelhantes obstáculos ao conhecimento objetivo tinham maior influência sobre a medicina interna, como procuraremos demonstrar a seguir.

* * *

No Capítulo V de *O capital*, ao distinguir os elementos essenciais do processo de trabalho, tomado independentemente de suas formas sociais concretas, Marx diz que o meio de trabalho ou instrumento é:

Uma coisa ou complexo de coisas que o trabalhador insere entre si mesmo e o objeto de trabalho e lhe serve para dirigir sua atividade sobre esse objeto. Ele utiliza as propriedades mecânicas, físicas, químicas das coisas, para fazê-las atuarem sobre outras coisas, de acordo com o fim que tem em mira. (1968, p.203)

Essa é a ideia do *ardil*, que Marx toma emprestada a Hegel, para descrever o momento técnico do processo de trabalho. Servir-se instrumentalmente das coisas, de tal modo a que as faça atuar umas sobre as outras de acordo com o fim colimado, é a atividade operacional que corresponde ao lado objetivo das técnicas do processo de trabalho. Essa operação é dirigida pelo "conhecimento técnico", que é um conjunto de noções, de cunho científico ou não, relativo às "propriedades mecânicas, físicas, químicas das coisas".

Entre esses aspectos objetivo e subjetivo da técnica há inter-relações dialéticas que precisam ser corretamente apreendidas. Na técnica, a operação instrumental é constantemente controlada pelo sistema de conhecimento, que a orienta segundo seus fins e ajusta-lhe os movimentos; reciprocamente, a operação exerce um efeito de retificação dos conhecimentos, tornando-os mais adequados e objetivos. Idealmente, o êxito confirma e o malogro retifica as noções que serviram de base para a ação.

Esse caráter de perfectibilidade distingue a técnica da conduta mágica e do ritual religioso. O conhecimento mágico-religioso também prescreve certas práticas, cuja eficácia, porém, não constitui critério de correção das representações que as originam. O movimento segue uma única direção, do conhecimento ao rito ou à prática mágica. A ação é imutável, pois está presa a fórmulas tradicionais e intocáveis. A técnica, ao contrário, é um elemento importantíssimo na gênese do conhecimento objetivo. De modo geral, ela favorece a crítica e a reforma dos sistemas conceituais herdados do passado. Na prática técnico-científica, como sublinha Lukács:

o sujeito do conhecimento tem de imaginar seus próprios instrumentos e modos de proceder para tornar, com sua ajuda, a recepção da realidade independente da sensibilidade humana e para automatizar, por assim dizer, esse autocontrole. (1966, p.154)

Na história da medicina, a objetividade da técnica é uma característica que esteve mais frequentemente associada à cirurgia do que à medicina interna. Com exceção do período greco-romano, a cirurgia, em sua evolução, desde a prática descrita nos papiros de Edwin Smith, apresentou sempre um grau maior de "positividade técnica" do que os sistemas terapêuticos adotados pela medicina interna, em épocas correspondentes. Até certo ponto, isso decorreu das condições de acessibilidade empírica dos objetos com que o cirurgião tinha de lidar. Mas deve-se também ao fato de os médicos internistas, tanto na Antiguidade Oriental quanto na Europa medieval, terem sido agentes de propagação da ideologia dominante, pouco interessados, portanto, em desenvolver a eficácia de suas técnicas.

A "positividade" da cirurgia foi devidamente notada e comentada por Daremberg, autor profundamente influenciado pela escola comtiana:

> A atividade dos sentidos é constante e rigorosamente requisitada para o diagnóstico e a terapêutica, de tal forma que os cirurgiões permaneceram, como de início, em posse do método de observação, quando os médicos tão somente usavam o método dialético. (1870, p.278)

Em ensaio de *La Médecine, Histoire et Doctrines*, Daremberg retorna ao mesmo tema, mas em um plano histórico; traçando um paralelo entre os médicos e os cirurgiões de Luis XIV, destaca entusiasticamente a superioridade técnica destes:

> Os homens verdadeiramente instruídos, os práticos hábeis, são os cirurgiões. Compare Félix a Vallot ou d'Aquin! Com que segurança Félix opera o rei de uma fístula, com que presteza ele

reduz uma luxação do cotovelo! Vallot sangra prodigamente cinco vezes durante a varicela e nove durante uma escarlatina! (1865, p.207)

Por certo, a maior objetividade de conhecimento e a maior eficácia de intervenção são atribuíveis, na cirurgia, às condições de perfectibilidade técnica resultantes do controle de seu efeito em objetos empiricamente acessíveis. A recíproca correção entre o método operatório e a ação dos instrumentos sobre tais objetos constituía uma base experimental segura. Na medicina interna, ao contrário, o modo de agir dos medicamentos, das sangrias e das catarses só podia ser aferido indiretamente. Mondeville dizia que a evidência de uma relação de causa-efeito entre a terapia medicamentosa e a cura da doença é tão precária que dificilmente se pode afirmar que esta não ocorreria sem seu auxílio; e acrescentava, em seu estilo mordaz: "as obras da cirurgia são visíveis e manifestas, enquanto as da medicina são ocultas, o que é muito benéfico para os médicos" (1893, p.117).

Em plena Idade Média, os cirurgiões já haviam desenvolvido diferentes técnicas de exploração das afecções que lhes cabiam: toque retal para diagnóstico de litíase vesical, palpação e percussão da parede abdominal, introdução de sondas para determinar estreitamentos uretrais, percussão do crânio no diagnóstico de fraturas não reveláveis ao tato etc. Aqui, a técnica, integrada a um processo de trabalho de tipo "artesanal", atuava como elemento que favorecia a objetividade do conhecimento. Podemos, então, concordar com a assertiva de Bachelard de que "o conhecimento faz-se objetivo na medida em que se torna instrumental" (1975, p.218).

No entanto, devemos estar atentos às armadilhas do empirismo. A experiência com a técnica cirúrgica, por si mesma, não basta para garantir a objetividade do conhecimento. Todos esses progressos no diagnóstico das afecções cirúrgicas, realizados durante a Idade Média, foram obtidos por cirurgiões universitários, formados geralmente na Itália. Eles puderam superar o fosso entre o saber e a prática manual; foram eles que fizeram avançar as técnicas da cirurgia, apoiando-se na experiência repetida, mas também beneficiando-se da tradição cultural da medicina, do conhecimento historicamente acumulado. É o que fica demonstrado pela rejeição das práticas associadas à teoria do *pus laudable*, típica projeção do humoralismo sobre o conhecimento cirúrgico.[6] O aperfeiçoamento da conduta perante as lesões penetrantes foi obtido *contra* essas concepções tradicionais, mas igualmente com base nelas.

Por toda parte onde a cirurgia pôde se alçar, pela eficácia de sua técnica, acima da medicina interna, verificou-se uma fusão entre experiência manual e cultura. A ideia bastante difundida de que Ambroise Paré era iletrado não passa de um mito, algo tão falso quanto a fama de que goza como inventor da ligação arterial nas hemorragias.

Uma das causas importantes da maior objetividade da prática cirúrgica encontrava-se no posicionamento de seu agente dentro da estrutura ideológica e político-jurídica da organização social da medicina. É compreensível que sua condição de "dominado" o tenha favorecido neste particular, sobretudo após a Renascença, quando começou a assimilar, pelos Colégios e pelo estudo individual, toda a tradição cultural da medicina, no que teve a vantagem de estar relativamente livre de impedimentos ideológicos. Na medicina interna, em contraste, os obstáculos institucionais ao conhecimento tinham uma grande influência, porque era seu

---

6 Seguindo estritamente a teoria do *pus laudable*, que remonta a Galeno, grande parte dos cirurgiões medievais costumava usar substâncias cáusticas, para obter uma abundante supuração das feridas, antes de tratá-las, pois acreditava-se que, com o pus, eliminavam-se os humores nocivos, que, de outra forma, ficariam retidos no corpo. Com Teodorico, Mondeville e Yperman, inicia-se uma conduta diferente, consistindo na lavagem com vinho quente, retirada de corpos estranhos, hemostasia e sutura tão precoces quanto possível.

Do físico ao médico moderno

praticante quem assumia o papel ideologicamente ativo na reprodução das ideias e atitudes da classe dominante, bem como na conservação das rígidas relações entre os órgãos corporativos.

Assim, o juízo de Daremberg a respeito da superioridade técnica do cirurgião do século XVII, quando cotejado com seu rival "internista", é certamente correto. Nesse sentido, os personagens de Molière, como os doutores Boamorte e Purgon, de *O doente imaginário*, não são simplesmente produtos rancorosos de uma imaginação artística, mas atestam, de fato, a existência de um padrão ideológico de comportamento que perdurava desde a Idade Média e concedia ao discurso maior importância do que à técnica. Por meio de Beraldo, Molière expressa, com notável perspicácia, seu parecer sobre os médicos contemporâneos:

> É que há entre eles os que estão, eles próprios, atolados no erro popular, de onde tiram proveito; e outros que aproveitam sem acreditar no erro. Veja o doutor Purgon, por exemplo, homem sem a menor finura: é médico da cabeça aos pés; um homem que crê nas suas regras mais do que em todas as demonstrações matemáticas, e julgaria crime examiná-las; não vê nada de obscuro na medicina, nada de duvidoso, nada de difícil; e com uma impetuosidade de prevenção, uma confiança cega, uma total brutalidade de senso comum e de razão, sai por aí a dar lavagens e sangrias! ... Nos discursos e na ação, são pessoas diferentes esses seus grandes médicos: quando falam, são os mais hábeis do mundo; quando agem, são os mais ignorantes dos homens. (Molière, 1975, p.214-5)

* * *

A cirurgia, por ter mais precocemente superado certos obstáculos institucionais ao conhecimento, parece ter sido a fonte de onde proveio, no século XVIII, o influxo renovador que iria alimentar a reforma dos conceitos sobre as doenças e do método de diagnosticá-las. O processo de anatomização do conhecimento médico, no âmbito dos hospitais, foi substancialmente estimulado pela interação da cirurgia com a medicina interna. Owsei Temkin (1951, p.248-59), retomando sugestões de Clifford Albutt, foi um dos primeiros historiadores contemporâneos a fazer uma avaliação da influência exercida pela cirurgia na gênese das concepções anatomoclínicas. Suas conclusões são bastante incisivas:

> A cirurgia, por muitos séculos, se havia baseado num diagnóstico anatômico objetivo. Ao se voltar para uma patologia localística, a medicina adotou um ponto de vista que prevalecia entre os cirurgiões. Pelo menos em parte, a reorientação da medicina foi devida a uma crescente aproximação entre medicina e cirurgia no século dezoito, com a anatomia patológica e a fisiologia experimental formando um campo comum cultivado por ambas as disciplinas.

Owsei seria um ingênuo, se identificasse o método anatomoclínico a uma simples aplicação de conceitos e procedimentos anteriormente manipulados pelos cirurgiões e, por isso mesmo, afirma que esse processo deve-se "em parte" à contribuição da cirurgia. De outra forma, o novo seria reduzido ao velho, sem um maior enriquecimento. O que de fato ocorreu é que a anatomização da medicina interna foi acelerada por influência da longa tradição anatômica da cirurgia. Sabe-se que Boerhaave, o fundador da moderna clínica médica, havia considerado a cirurgia, em seus *Aforismos*, como a base de todo o conhecimento médico.[7] Ademais, pode ser identificada, historiograficamente, uma

---

7 Ribeiro Sanches assim se refere aos ensinamentos de seu mestre nos *Aforismos*: "O discípulo que aprender a Medicina por estes aphorismos, e chegar a ve-los practicar no Hospital, he certo que adquirirá naõ somente em breve tempo esta doutrina, mas os fundamentos mais indubitaveis, pois saõ fundados na natureza, expostos a simples vista, que jamais autor algum ensinou. Ninguem ategora ensinou a Medicina por causas mais claras e faceis como saõ as *feridas*: e o que saõ as febres e os males que as acompanhaõ. Ninguem ensinou a Medicina *externa* de tal modo, que huma ves conhecida,

trilha, aberta por Desault, que conduz da cirurgia à escola anatomoclínica francesa.

Nessa trilha, o hospital do Colégio de Cirurgia, a que nos referimos em capítulo anterior, talvez seja o ponto de partida. Desault, trabalhando nesse hospital, ajudou a elaborar um padrão de conduta e investigação clínica que foi continuado por todos os cirurgiões que o frequentaram. Toda uma ampla gama de atividades clínicas era aí empreendida: registro sistemático dos dados semiológicos, discussão coletiva dos casos, experiências com termometria, testes de novos medicamentos etc. (Gelfand, 1973).

Influenciado por sua vivência nesse hospital de cirurgia, Desault estabeleceu no Hôtel-Dieu seus famosos cursos de clínica cirúrgica, em época em que a aprendizagem "ao pé do leito", em Paris, era ainda novidade. A agenda diária de Desault, no Hôtel-Dieu, mencionada por Leriche (1951, p.19-20), dá uma ideia da intensidade e amplitude de seu exercício da clínica:

- de 6 às 8 horas da manhã, visita e curativo dos doentes, observando-se a evolução de todos os casos;
- de 9 às 11 horas:
  1. consulta para doentes externos;
  2. apresentação dos pacientes em alta;
  3. operações práticas no anfiteatro;
  4. necropsias;
  5. relato dos pacientes recém-operados;
  6. aula sobre uma doença particular, com apresentação do enfermo e resumo da lição da véspera por um aluno;
- de tarde, aula de anatomia;
- depois das 5 horas, visitas às salas de curativo, e às 6 horas, consulta interna.

---

por ella venhamos no conhecimento da *interna*. Esta he a excellencia dos Aphorismos de Boerhaave que prefiro a todos os livros para ensinar e aprender a Medicina practica" (1959, p.87). A ideia de que as doenças internas têm natureza semelhante à das feridas encontra-se em Hipócrates (1839-1861, p.527), no livro denominado *Sobre as fraturas*.

Não nos deteremos em uma discussão ociosa sobre questões de antecedência histórica, para determinar se, na França, a instauração de uma forma sistemática de clínica cirúrgica ocorreu previamente à da clínica médica propriamente dita. São as condições históricas que importam, e não os eventos tomados em sua ordem cronológica. No século XVIII, tanto a cirurgia quanto a medicina interna eram compelidas, por circunstâncias e necessidades sociais, a entrar no hospital e ambas estavam fadadas a transformar seus princípios e modos de intervenção, nesse novo ambiente. Abriam-se entre elas vias de livre comunicação, e aconteceu de a maior objetividade da cirurgia ter sido o influxo que levou à consolidação do método anatomoclínico. Esse papel foi desempenhado concretamente por Desault, pela influência sobre Bichat e Corvisart. Bichat estudara vários anos sob a orientação de Desault, no Hôtel-Dieu. Posteriormente, abandonou a cirurgia pela medicina interna, mas sua formação prévia deixou vívidas marcas nos princípios que utilizava no processo de diagnóstico, como ele próprio afirmou:

> eu não mais considerava a cirurgia como a base essencial de todo o conhecimento médico, mas como um instrumento importante de analogia numa grande quantidade de casos difíceis, como um guia sem o qual o médico frequentemente correria perigo. (Bichat, apud Zimmerman & Veith, 1967, p.365)

Bichat soube, assim, aproveitar as qualidades da cirurgia como meio de analogia no diagnóstico das doenças internas. Por outro lado, sem seus pendores para a cirurgia, ele talvez jamais tivesse empreendido sua grandiosa obra em anatomia geral e descritiva. E embora sua teoria sobre a individualidade das membranas, nos estados fisiológico e patológico, tivesse partido de certas sugestões de Pinel, nela também estão presentes as marcas de uma longa experiência com a dissecção *in vivo* dos tecidos, durante as operações cirúrgicas. É o que se constata no seguinte exemplo, que ele aduzia como evidência de suas hipóteses: "na operação da hidrocele, o testículo permanece quase constantemente intato em meio à inflamação de sua túnica vaginal" (Bichat, s.n.t., p.110).

Corvisart também passou por um período inicial de interesse pela cirurgia, no Hôtel-Dieu. Foi por conselho de Desault que ele criou no Hospital Charité uma clínica semelhante, mas voltada principalmente às enfermidades internas. Corvisart, aplicando e aperfeiçoando a técnica de percussão torácica de Auenbrugger, concluiu que havia uma grande frequência de lesões orgânicas nessas enfermidades, motivo pelo qual recomendava a intensificação dos estudos anatômicos:

> Quanto mais a anatomia exata for cultivada pelos médicos, tanto mais eles conseguirão futuramente, por observações bem feitas, reconhecer e verificar com certeza, entre os doentes, um grande número de lesões orgânicas, cuja existência não tem sido sequer suspeitada pela maioria deles. (Corvisart, 1806, p.xxi)

A figura central na elaboração do método anatomoclínico, Laennec, não teve, contudo, uma formação cirúrgica. Mas ele chegou a declarar que seu anseio de rigor na interpretação dos sinais de ausculta mediata tinha sido estimulado pela maior objetividade da cirurgia no processo de diagnóstico: "procurei, em relação ao diagnóstico, colocar as lesões orgânicas internas na mesma posição das doenças cirúrgicas" (1826, p.xxv).

A interferência de uma orientação "cirúrgica", em relação à exploração física do paciente e à concepção das doenças, foi certamente um dos fatores que levaram ao rompimento com a nosologia classificatória de Sauvages, no período de gestação da moderna medicina clínica. O que muda entre a época de Sauvages e a de Laennec não é o sistema universal de apreensão das relações entre os fenômenos e seus signos discursivos, mas, fundamentalmente, a prática social da medicina, em todas suas dimensões. A mudança foi determinada, em última análise, pelas transformações no âmbito da organização social da medicina, que permitiram a abertura de vias de comunicação entre cirurgia e medicina interna. A clínica anatomopatológica era algo original; mas o novo não surge do nada, ele pressupõe alguma coisa que já o contém em germe, em forma latente. Essa é a dialética da história real, por oposição a uma teoria da sucessão das "epistemes". Na cirurgia, estava oculto o "germe" da anatomoclínica: o conceito de lesão orgânica e a manipulação instrumental do corpo, no diagnóstico, tinham nela claro precedente. Fez-se necessário à medicina interna entrar em contato com a prática cirúrgica, nos hospitais, para que ela pudesse absorver e desenvolver esses princípios gnoseológicos e técnicos. Isso não teria ocorrido se não houvesse anteriormente o enfraquecimento ou mesmo a abolição da organização corporativa das profissões médicas.

* * *

Durante a primeira fase de seu desenvolvimento, a anatomia patológica nada mais era que uma história de casos. Os dados de necropsia tinham valor clínico apenas na medida em que permitiam esclarecer, após a morte, a sede da lesão e o processo por ela responsável (e.g., derrame pleural, tumor de vias digestivas). A dissecção de cadáveres, na forma em que era realizada por Bonet, Boerhaave, Lieutaud e Morgagni, lançava alguma luz sobre o quadro sintomatológico anterior, mas não era capaz de fornecer princípios seguros de identificação diagnóstica e, portanto, não implicava uma reorientação da própria prática clínica.

As técnicas de exploração física, concebidas por Auenbrugger, Corvisart e Laennec, invertem essa tendência em olhar apenas retrospectivamente o quadro clínico. Ao identificarem as alterações mórbidas *in vivo*, a percussão e a ausculta estetoscópica antecipam-se aos achados da necropsia. Transpondo a armadura que reveste os órgãos internos, dão ciência de fatos que só poderiam ser revelados após a morte: é a *"anatomie sur le vivant"* (anatomia no ser vivo).

O alcance dos sentidos amplia-se pelo uso instrumental da mão (percussão e palpação) e de um meio de trabalho, o estetoscópio, que plasma em si uma lei da física. Com isso, a medicina apropria-se de um método que Corvisart identificava ao "verdadeiro desiderato" da medicina – "não mais pesquisar, por estéril curiosidade, o que os cadáveres podem oferecer de singular, mas se esforçar por reconhecer essas doenças mediante sinais certos e sintomas seguros" (1806, p.xxix).

Aquele limiar de empiricismo dos estágios iniciais da clínica e da anatomia patológica foi ultrapassado pela articulação da técnica da dissecção com a técnica do exame físico. Uma fornecia o significado e outra o significante. Mas, após um trabalho sistemático de correlação, ambos os componentes semiológicos podiam ser dados ao mesmo tempo; os sons anormais da percussão e da ausculta remetiam diretamente ao provável achado anatomopatológico. Aqui não havia nenhuma delimitação precisa entre técnica e ciência, porque elas constantemente interagiam e fecundavam-se reciprocamente; a anatomia patológica ganhou foros de ciência graças à clínica, e esta se tornou uma técnica objetiva pela interpretação anatomopatológica. Na descrição que fez Laennec dos estágios da pneumonia aguda, mediante seus respectivos sinais estetoscópicos, comprova-se a perfeita correspondência entre os conceitos da ciência e os dados da técnica: 1. obstrução edematosa – estertores crepitantes; 2. hepatização – broncofonia ou pectorilóquia; 3. infiltração purulenta – estertores "mucosos" fortes.

Essa objetividade de conhecimento, na medicina interna, instaurou-se mediante o amplo uso de recursos instrumentais – a mão, o plessímetro, o estetoscópio, o escalpelo. Era, portanto, uma objetividade instrumental, semelhante à que distinguia, há bastante tempo, a prática cirúrgica. Anteriormente, existiam apenas pseudotécnicas, como a uroscopia e a tomada do pulso, que, na verdade, mais úteis eram ao "ritual" do médico, na conquista da confiança do enfermo, do que à objetividade do diagnóstico. Ao contrário, na medicina anatomoclínica, a objetividade do diagnóstico tinha três fontes seguras: 1. as leis físicas que presidiam aos fenômenos da percussão e da ausculta; 2. a verificação direta das lesões anatômicas; 3. o correto manejo do instrumento.

Em relação ao corpo do enfermo, reificado pela percussão e pela ausculta mediata, a medicina interna havia se tornado tão operacional quanto a cirurgia. O aprimoramento da capacidade de discriminação sensória e da destreza manual representava agora requisito ao exercício tanto de uma como de outra. Corvisart, ao apresentar a tradução do *Inventum Novum de Auenbrugger*, retomava o velho problema da arte e da ciência na medicina, para afirmar a necessidade de uma educação médica dos sentidos:

> Mas, se a medicina, de um certo ponto de vista, constitui manifestadamente uma *ciência*, ela também tem, evidentemente, aspectos sob os quais é simplesmente uma arte, *ars medica*, diz-se frequentemente; e, considerada neste particular, a educação médica dos sentidos é tão importante, tão indispensável que não sei como é possível a alguém, desprovido disto, ser um médico competente ao pé do leito dos pacientes. Com efeito, o que é isso que se chama vulgarmente de hábito de ver os doentes, o golpe de vista do médico – mais importante que a mais vasta erudição e a mais sólida instrução – senão o resultado de um frequente, metódico e justo exercício dos sentidos, donde derivam a facilidade na aplicação, a presteza no relacionamento, a segurança tão rápida, às vezes, no julgamento, que todos esses atos parecem simultâneos e em conjunto se conhecem sob o nome de *tato*. (1808, p.ix-x)

As palavras de Corvisart estavam traduzindo uma nova realidade em termos de organização da medicina, decorrente do desaparecimento dos privilégios do saber abstrato. A medicina interna e a cirurgia haviam sido homogeneizadas, tanto em relação à maneira de desvendar as doenças quanto aos conceitos científicos que empregavam; gozavam, finalmente, de um mesmo estatuto técnico.

Final
A arte médica

Em artigo de um *Dictionnaire des Sciences Médicales* (Dicionário das Ciências Médicas), no qual definem a medicina como "a arte de conhecer e tratar as doenças", Pinel e Bricheteau registram que

> em quase todos os países da Europa, ela se aplica sobretudo ao estudo e à cura das enfermidades internas e se faz, por assim dizer, uma ciência à parte do conhecimento das doenças externas (cirurgia). Nenhum outro lugar a não ser a França oferece reunidos, no ensino, pelo menos, esses dois ramos de um mesmo tronco, os quais, para o progresso de cada um deles, não devem ser separados. (Medicina, in *Dictionnaire*..., 1819)

A convicção de que o divórcio entre medicina interna e cirurgia constituíra um entrave ao desenvolvimento da medicina como um todo foi repetidamente expressa por reformadores do século XVIII. Para homens como Boerhaave e Cabanis, a clínica apresentava-se como um retorno à plenitude técnica da medicina de Hipócrates, uma revivescência da Idade de Ouro da prática médica, em que havia uma perfeita união entre medicina interna e cirurgia, secundadas pela higiene. Mas, evidentemente, a análise da dimensão histórico-social da medicina no século XVIII não pode endossar tais ilusões acerca de um retorno a Hipócrates, porque a técnica só existe como parte integrante de práticas determinadas por uma específica organização social. Parece-nos proveitoso, para finalizar este trabalho, cotejar, de maneira sucinta, as práticas da medicina interna e da cirurgia nos três períodos mencionados, principalmente quanto à técnica e às categorias intelectuais que seus agentes representavam na sociedade.

a) Na Antiguidade Clássica (correspondente ao "modo de produção antigo"), o estabelecimento da propriedade privada baseada na "cidadania", a exploração do trabalho escravo e a existência de amplo sistema de trocas comerciais promoveram um processo de individualização do ser social, pelo qual a classe dominante desenvolveu uma "ideologia do corpo", consubstanciada em enorme gama de práticas que visavam ao aprimoramento das propriedades físicas e estéticas do corpo. Nutrido pelo lazer que desfrutavam os proprietários de terra, havia um culto ao corpo que estava presente nas artes, nos esportes, na filosofia e até na religião. A beleza das formas corporais e o vigor dos músculos eram coisas almejadas tanto pelo ateniense amante dos esportes quanto pelo cidadão-guerreiro de Esparta. A medicina aparecia, então, como a suprema técnica do corpo e estava autorizada a controlar e dosar todas as atividades de desenvolvimento somático: ginástica, atletismo, banhos, massagens, equitação etc. Na divisão urbana do trabalho, o médico nada mais era do que um servidor dessa ideologia. Dependia da eficácia de sua *tekhné* para a subsistência como produtor independente: devia saber não só curar uma febre, que enfraquece o corpo, como também reduzir uma luxação acidental, provocada pela prática esportiva nos ginásios. A "cura pelos medicamentos" estava, assim, sempre associada à "cura pela mão". Eram técnicas optativamente utilizadas pelo mesmo profissional, conforme demandasse a natureza do mal físico. Não havia contradição socialmente firmada entre medicina interna e cirurgia; pelo contrário, o *modus vivendi* da classe dominante exigia que elas estivessem associadas. Assim, o médico grego era um artesão-intelectual que procurava aperfeiçoar sua técnica para pô-la a serviço dessa classe e dos que a ela se uniam. Mas sua categoria intelectual não estava tão profundamente imbuída da ideologia dominante como a do filósofo e, portanto, era menos "orgânica" do que esta, sobretudo em relação à fundamentação da ordem política, em que os filósofos tinham papel de destaque.

b) Na sociedade feudal, em que o ideológico predominava na reprodução das relações econômico-sociais, um fenômeno de dependência pessoal podia ser constatado tanto no campo, onde se desenvolviam as relações servis de produção, quanto na cidade, onde existia um controle corporativo da produção material, dos serviços e do comércio. Na hierarquia dos ofícios urbanos, o indivíduo "superior" (o padre, o advogado, o médico internista) detinha tal posição em virtude da importância de suas atividades intelectuais na organização da produção e na manutenção das relações entre os "estamentos" da sociedade. O cirurgião, pelas características mecânicas e "naturais" de seu ofício, surgia como uma categoria intelectual qualitativamente diferenciada da do físico, pois esta mantinha uma ligação orgânica com a classe dominante (aristocracia fundiária) e com o grupo que a ela se equiparava juridicamente, o clero. Daí a existência de um laço de dependência pessoal que prendia o cirurgião ao físico e era justificado pela natureza "sutil" e "espiritual" das atividades que este desenvolvia. O físico não precisava da eficácia da técnica porque, para bem cumprir sua função social, bastavam-lhe a eloquência e a escolástica. Por outro lado, os serviços do cirurgião, embora úteis à coletividade, na vida civil e na guerra, não exibiam semelhante vinculação com a superestrutura da sociedade e, em consequência, encontravam-se relativamente "desvalorizados". Essas diferenças de categorias intelectuais, importantíssimas na Idade Média, em que o econômico e o político necessitavam constantemente de uma mediação ideológica, significam que as práticas desses dois profissionais estavam submetidas a distintas determinações sociais. Pode-se estabelecer o seguinte paralelo entre o físico e o médico hipocrático: o primeiro era um agente de propagação e dinamização ideológica para toda a sociedade, enquanto o segundo era um operário que ajusta sua prática aos requisitos da ideologia da classe dominante. Por isso, a eficácia da técnica era dispensável para o físico, enquanto para o médico do período hipocrático ela representava a garantia de sobrevivência como produtor independente. Analisando a organização social da medicina medieval, mormente em relação à França e à Inglaterra, procuramos demonstrar que as relações político-jurídicas, implantadas pelas corporações, refletiam e simultaneamente reforçavam a predominância do físico e facilitavam-lhe o desempenho das tarefas ideológicas. As faculdades de medicina eram "laboratórios" da ideologia dominante e, ademais, comandavam, pela autoridade que o saber abstrato lhes conferia, a reprodução das rígidas relações entre as diversas instituições corporativas do campo médico.

c) No período que mediou entre a segunda metade do século XV e a primeira do século XVIII, a gradual falência da estrutura feudal de produção fez as relações pessoais de dependência perderem todo seu poder de coesão social. Diante da emergência do Estado-nação, do absolutismo e da burguesia como classe coparticipante no poder, as categorias intelectuais que sustentavam a hierarquia urbana das profissões tornaram-se tradicionais e não foram capazes de empreender um trabalho "orgânico" dentro da nova realidade social. Os profissionais da medicina agruparam-se, então, em duas posições contrárias: de um lado, há os que permaneceram presos aos antigos padrões ideológicos; de outro, há os que se arregimentaram para servir como "intelectuais do Estado", nesse período de transição ao capitalismo. As corporações – faculdades, colégios, guildas etc. – não se desintegraram de imediato, mas tenderam algumas a assumir atribuições novas, na qualidade de representantes do Estado, para tratar de problemas como os de Saúde Pública, e de regulamentação profissional. Contudo, ao se extinguirem os privilégios concedidos ideologicamente ao médico internista, o cirurgião já não se defrontou com ele em forma antagônica. A própria cirurgia, mostrando-se indispensável nas campanhas bélicas, readquiriu prestígio sob o influxo das políticas absolutistas. Os dois tipos de profissionais encontraram no hospital um campo comum de experiência e foram chamados a colaborar um com o outro, o que promove a interação de suas técnicas. Findavam as contradições sociais entre o cirurgião e o médico. E, com a generalização das relações mercantis sob o capitalismo, esboçou-se uma nova forma de organização social da medicina, completada com a abolição da estrutura corporativa. Na medicina liberal, as determinações econômicas foram predominantes e agiram uniformemente sobre as práticas do cirurgião e do médico internista. Ambos participaram de um mercado de serviços que os submetia a uma "relação geral" e reduzia as diferenças entre seus modos de operar a uma questão econômica, sem originar contradição no âmbito social, como ocorreu na Idade Média. Cirurgia e medicina interna passaram a ser apenas duas variedades técnicas de uma mesma prática social. Ambas deviam dispor de técnicas eficazes porque o estatuto intelectual de seus praticantes, na sociedade capitalista, está definido pela capacitação técnica. À medida que a medicina aprimorava os meios para "conhecer e tratar as doenças", no século XIX, despontou a dimensão em que se fundamenta toda sua contribuição político-ideológica à reprodução das relações sociais capitalistas: a crença na eficácia da técnica e em seu ilimitado poder de produzir ou de devolver o bem-estar ao homem.

Posfácio (2006)

Exatos trinta anos se passaram desde que esta monografia foi escrita para a obtenção do título de mestre pelo Instituto de Medicina Social da UERJ. O que me propus então é algo peculiar à tenaz ousadia dos jovens: desafiar um ídolo. Nessa época, Foucault fascinava todos os nossos professores e não menos nós, um grupo de estudantes identificados com o pensamento marxista. Havíamos estudado com afinco e admiração o *Nascimento da clínica*, sob a judiciosa orientação de Roberto Machado; mas estávamos longe de nos conformar com as "bases idealistas" de seu método de arqueologia do saber.

O alvo principal era o conceito de episteme, que Foucault entendia como uma espécie de estrutura genética dos saberes de cada época e que a si submete todas as práticas filosóficas, técnicas e científicas; por outro lado, a sucessão histórica das epistemes não pode ser explicada mediante nenhum tipo de determinação social. A mim parecia evidente que jamais se deveria atribuir à medicina, ainda mais que às ciências naturais, o estatuto epistemológico de um saber suspenso no ar, porque ela evolui sempre tendo por fundamento um conjunto de práticas subordinadas de forma mediata às forças econômicas e às instâncias ideológicas de cada modo de produção. Partia eu do pressuposto marxista de que a prática social (*práxis*) é a verdadeira condição genética do conhecimento. Assim, em meu estudo, em lugar do conceito de episteme optei pelo conceito de *organização social das práticas médicas*, inspirado no estudo de Cecília Donnangelo (1975) sobre o mercado de trabalho dos médicos e na tese de doutorado de meu orientador, Sérgio Arouca (2003).

Mas não me parecia bastante construir as bases teóricas desse conceito. Havia que imitar Foucault e compulsar as fontes originais dos autores médicos (e não apenas os livros modernos de história da medicina). Foi o que fiz ao tentar traçar a evolução da medicina interna (então chamada de *física*) e da cirurgia, dois tipos de prática que, desde o período tardio da Idade Média europeia, haviam desenvolvido suas técnicas separadamente do ponto de vista social: cada uma tinha sua própria corporação dedicada ao ensino e ao controle do exercício profissional e, além disso, relacionavam-se de forma diferenciada com os poderes temporais e religiosos da sociedade. Entendi que minha tarefa era evidenciar, mesmo que sumariamente, os determinantes sociais do percurso seguido por essas duas práticas até o início do século XIX, quando desponta o paradigma da medicina anatomoclínica, expressando a completa junção técnica e social entre os cirurgiões e os antigos físicos. Nesse percurso, as práticas médicas transitaram de um modo de organização social eminentemente corporativo, a que denominei "medicina corporativa medieval", a um modo novo que, para todos os efeitos, constitui a expressão historicamente incipiente daquilo que hoje se entende por "medicina liberal".

Dois questionamentos foram levantados a respeito dessa interpretação dos modos de organização social das práticas médicas. Primeiro, que qualificar a medicina medieval de corporativa é algo teoricamente genérico e insuficiente, visto que em todos os tempos a medicina tem tido algum tipo de estrutura corporativa; segundo, que meu estudo em nenhum momento brinda o leitor com uma caracterização adequada do que seja a medicina liberal: nem de suas relações sociais peculiares, nem de suas instituições.

Reconheço agora que essas duas objeções são plenamente válidas. No que segue, pretendo propor algumas alternativas de reparo a esses pontos débeis, o que inclui a justificativa de complementar o texto original da monografia mediante artigos que vim a publicar posteriormente.

Quanto à primeira, quero introduzir uma correção conceitual e terminológica, valendo-me para tanto de minuciosa historiografia da medicina medieval publicada em 1986 por Robert Gottfried. Cito a seguir uma passagem do primeiro capítulo desta obra que se intitula justamente "A estrutura corporativa da Medicina":

> As instituições médicas eram também afetadas pela competição entre os diferentes tipos de praticantes. Em algumas ocasiões, as distintas organizações trabalhavam juntas, como em 1423, quando médicos e cirurgiões fundaram o Colégio de Medicina. Mas mais frequentemente as diferenças levavam a rivalidades e disputas. Cada grupo tinha habilidades e interesses e suas corporações buscavam, sobretudo, proteger esses interesses. Ironicamente, as batalhas mais amargas que os praticantes médicos e suas corporações travavam ocorriam entre si. As tensões inerentes a tal competição faziam dessas instituições intrinsecamente conservadoras ainda mais protetoras e insulares do que poderia ser de outra maneira. (Gottfreid, 1986, p.10)

Esta interpretação da "estrutura corporativa" é consentânea com a que elaborei em minha monografia. Mas, no entanto, mantém-se também em nível bastante genérico: se abstraída a referência histórica ao Colégio de Medicina, a noção de corporação e de contenda corporativa aí expressa pode ainda hoje ser aplicada à medicina e a seu relacionamento com os diferentes profissionais que atuam no campo das práticas de saúde. É apenas no capítulo seguinte que Gottfried menciona uma característica que parece ser inteiramente peculiar às corporações medievais:

> A sociedade medieval tardia era ao mesmo tempo hierárquica e corporativa. Assim como os praticantes da medicina eram organizados em guildas, colégios e fraternidades, da mesma maneira se distribuíam em grupos sociais. De fato, como foi sugerido no primeiro capítulo, a história institucional da medicina inglesa é algumas vezes mais bem entendida no contexto do conflito social. Os físicos estavam alojados no topo da hierarquia social e menosprezavam os outros praticantes, mesmo os cirurgiões, que estavam em segundo lugar. Estes, por sua vez, ignoravam os cirurgiões-barbeiros, que escarneciam os barbeiros, os quais perseguiam os praticantes leigos. (ibidem, p.52)

Creio que também esse traço hierárquico da sociedade medieval e de seu modo de organização social das práticas médicas foi igualmente enfatizado em meu estudo. As diferentes corporações não ocupavam uma mesma posição social nem eram igualmente valorizadas pela sociedade. Os físicos eram superiores em tudo: na hierarquia social, na autoridade concedida para regular as demais práticas e em sua projeção intelectual, ou seja, em seu papel de "intelectuais orgânicos". Representavam mais que uma elite profissional, em virtude de sua ligação íntima com as universidades e com a Igreja:

> Os físicos eram a elite dos médicos medievais. Esse era o caso em 1340 e permaneceu assim mesmo em 1500, quando suas ineficiências como médicos foram expostas, examinadas e varridas por um século e meio, enquanto os cirurgiões provavam sua bravura. Parte do continuado prestígio dos médicos era devido a sua educação universitária e, alguns casos, a seu estatuto clerical. Mas parte vinha da natureza de sua profissão, que se fundamentava na teoria e não na prática. Usavam sua mente e não suas mãos. (ibidem, p.53)

Os privilégios gozados pelos físicos tinham raiz ideológica, e isso, por sua vez, era inerente à supremacia que exerciam na escala das corporações: por muitos séculos, o pensar foi encarado como um apanágio dos físicos, enquanto os cirurgiões eram considerados artesãos. Sabe-se que a raiz indo-europeia med-, de medicina, é a mesma de meditar e medir; por outro lado, cirurgia quer dizer, etimologicamente, trabalho manual.

Dado que as duas mencionadas características estão ligadas entre si, talvez a melhor denominação que se possa dar a esse modo medieval de organização social das práticas médicas seja "medicina hierárquico-corporativa". Assim, o espírito corporativo e as funções de regulação das demais práticas, exercidas dentro da escala hierárquica, apenas constituem aspectos adequados para demarcar historicamente as práticas médicas medievais quando se os considera em conjunto com três outros:

1. as corporações medievais de práticas médicas (incluindo as universidades) eram criadas e mantidas pelas autoridades municipais, pelos monarcas ou pela Igreja, portanto, sempre dependiam de um poder secular ou religioso; fundamentalmente, não eram auto-organizadas por iniciativa de seus praticantes;

2. as relações hierárquicas entre as corporações refletiam diferenças de posição social dentro de uma sociedade profundamente estratificada entre pessoas que exerciam funções intelectuais (como os médicos e os clérigos), as que se dedicavam a alguma forma de trabalho manual (artesãos, agricultores e comerciantes) e os que participavam das guerras;

3. o papel eminentemente intelectual dos físicos e sua relação com a Igreja justificavam sua ascendência sobre os demais praticantes.

No entanto, as corporações em geral e as corporações médicas em particular existiram em tempos anteriores à Idade Média. Na Grécia Antiga, os praticantes da medicina hipocrática estavam organizados em corporações. Mas estas eram entidades criadas e mantidas pelos médicos em conformidade com regras ético--religiosas; não gozavam de sustentação legal ou de legitimação qualquer conferida pelas autoridades das cidades-Estado. Sua validade social era obtida basicamente por uma longa tradição que se associava ao culto a Asclépio e ao reconhecimento pelo público em contexto social em que a saúde costumava ser um bem sumamente apreciado pelas elites. As corporações médicas tinham a conformação social de um clã profissional (os asclepíades), de tal modo que eram capazes de promover a sucessão do ofício de pai para filho. O primeiro artigo que está posto em anexo trata justamente das corporações médicas na Antiguidade Clássica.

No que se refere à crítica de que a monografia deixou de caracterizar a medicina liberal com todos seus traços característicos, a justificativa que posso dar é a de que o período abrangido pela pesquisa estende-se somente até o início do século XIX, quando já se anunciavam as precondições históricas dessa forma de organização social das práticas médicas, mas ainda sem plena maturidade, que só veio a aparecer mais tardiamente nesse século. Essas precondições são de três tipos:

1. de natureza política: a abolição de um conjunto de privilégios corporativos, especialmente do exercício direto da formação dos profissionais, que passa a ser feita por instituições marcantemente geridas pelo poder do Estado; o controle corporativo dirá respeito basicamente à obediência a um código de ética aprovado para o exercício da profissão;

2. de natureza econômica: os praticantes da medicina definitivamente "entram no mercado", ou seja, passam a exercer o direito de livre venda de seus serviços a quem quer que os demande, por um preço que tende a constituir uma média (o preço da consulta, por exemplo);

3. de natureza ideológica: a defesa intransigente da autonomia, com seus requisitos técnicos e sociais, expressos, sobretudo, na liberdade de escolha dos meios terapêuticos apropriados a cada

paciente, sem submissão a comandos de ordem puramente administrativa.

Essas três características são tratadas em dois artigos que apresento anexos a esta edição, em que busco empreender uma análise mais refinada sobre o que é a organização liberal das práticas médicas. Para o mesmo objetivo, quero recomendar ao leitor os trabalhos de Lilia Schraiber (1993) e Gastão Campos (2006), que vieram em muito a contribuir para o entendimento dos contextos sociais concretos em que se apresenta a questão da autonomia na medicina liberal, estendendo-se, no caso do estudo de Campos, à variante neoliberal dessa forma de organização social. Creio que, atualmente e no futuro, devemos continuar a buscar nossa inspiração no exemplo pioneiro e criterioso de Cecília Donnangelo, realizando pesquisas diversas sobre a questão da autonomia médica, que é o fulcro da afirmação profissional e dos conflitos corporativos que marcam a medicina liberal e suas variantes históricas.

Apêndice

Origens das corporações médicas na Antiguidade[*]

Um campo de livre prática?

A prática da medicina na Grécia e Roma antigas era exercida em condições de total ausência de regulamentação jurídico-política pelo Estado. Inexistiam mecanismos de "licenciamento" dos praticantes, e a supervisão por instâncias de poder, centralizadas ou não, tal qual a identificamos a partir da Idade Média, era algo desconhecido. Consequentemente, a legitimação profissional decorria diretamente do reconhecimento da competência de cada médico pelo público a quem atendia. É isso o que nos dizem respeitáveis historiadores da medicina, como Henry Sigerist (1981, p.17):

> não havia licenças que garantissem publicamente a capacidade de um médico para exercer devidamente sua profissão, de tal maneira que qualquer um podia se declarar possuidor de conhecimentos

---

[*] Publicado originalmente como: Origenes de la Corporacíon Médica en la Antiguidad. *Cuadernos Medico Sociales,* (*Rosário, Argentina*) junho, 1990.

médicos e oferecer-se para tratar de pacientes em troca do pagamento de honorários. O que habilitava um médico era seu prestígio, sua doxa, tal como é dito no juramento hipocrático.

Ludwig Edelstein, em *Ancient Medicine* (Medicina antiga), repisa essa mesma ideia:

> O ofício médico não enfrenta nenhum tipo de restrição. Qualquer um pode exercê-lo sem ser obrigado a passar por um exame e sem ser credenciado por uma autoridade. Sendo um artesão, o médico da antiguidade é classificado como um homem de negócios. Enquanto o médico moderno, a despeito do pagamento que recebe, não está no mesmo nível social dos outros pequenos produtores que também são pagos pelos seus serviços, o médico antigo é alguém posto exatamente em pé de igualdade com os demais artesãos e situa-se, portanto, numa baixa posição social. (1987, p.87)

As técnicas de prognose e, associadas com elas, as de comunicação, pela oratória, a par de uma série de regras de etiqueta na interação com os pacientes e seus familiares, faziam parte do arsenal de recursos que então utilizavam para serem identificados como plenamente aptos a exercer essa arte. Assim, ficava por conta do paciente distinguir o médico do charlatão, e o que se esperava do verdadeiro médico era justamente que ele desse uma oportunidade, em sua fala e em suas maneiras, de ser reconhecido como tal. Era uma necessidade imposta pela circunstância adicional de que, excetuados os que ocupavam a função de médico oficial de uma cidade, todos os demais praticantes costumavam transitar frequentemente de uma cidade a outra.

Uma referência direta a essa situação de "livre prática", e as complicações que aparentemente daí decorrem, é encontrada em passagem do minúsculo livro *A lei*, da coleção hipocrática, que reproduzimos aqui na versão abalizada de Émile Littré:

> De todas as profissões, a medicina é a mais nobre; no entanto, por ignorância, tanto dos que a exercem como dos que são incapazes

de julgá-la devidamente, ela se encontra presentemente relegada ao último plano. Tal apreciação equivocada parece-me provir do fato de que a prática médica, nas cidades, não se submete a nenhum tipo de punição exceto a desconsideração pública; ora, a desconsideração não abala em nada aos que aí vivem. Essas pessoas muito se assemelham aos figurantes que aparecem nas tragédias; assim como estes têm a aparência, as roupas e a máscara de atores, sem serem atores, da mesma forma, há entre os médicos, muitos que o são de nome, mas poucos em sentido verdadeiro. (Hipócrates, 1839-1861, p.639)

Todas essas evidências, que são corroboradas pelo que se sabe de ofícios socialmente similares, levam-nos a concluir que de fato inexistiam, na Antiguidade Clássica, dispositivos legais ou institucionalizados pelo Estado de controle e supervisão da prática médica. Coube, realmente, à Idade Média, na Europa, dar origem historicamente ao que pode ser chamado de "polícia sanitária das profissões de saúde". Com efeito, é a partir do século XIII que se verifica a constituição de instâncias de controle profissional, de natureza estatal (por exemplo, o Protomedicado, na Espanha), ou religiosa universal, como as universidades, dependentes do poder papal, ou, finalmente, entidades completamente descentralizadas, na forma das corporações de ofício, que exerciam poder delegado pelo Rei ou pelas autoridades municipais. Sigerist (1935) menciona édito baixado pelo rei normando Rogério, em 1140, como um dos mais antigos intentos de regulamentação do exercício profissional da medicina, no Ocidente.

A "polícia sanitária", quando aplicada à legitimação e à conformação das atividades profissionais, desenrolava-se nos seguintes níveis essenciais:

- de entidades e associações que estavam autorizadas a ministrar o ensino formativo e, eventualmente, regulavam o currículo correspondente nas faculdades médicas, guildas de cirurgiões e de boticários etc.;

- de instâncias, como as juntas de exame (*"boards"*), que outorgavam a permissão de exercício profissional a praticantes que tinham ou não passado por um prévio preparo formal;
- de normas e instâncias de julgamento e de penalização dos "não legitimados" ou daqueles que eventualmente ultrapassassem os limites do ofício de que tinham licença.

Em contraste com esse complexo aparato de proteção político-jurídica das atividades e interesses profissionais, que a Europa medieval pôde erigir em barreira contra os que tentavam invadir o ofício, a Grécia e a Roma antigas propiciaram uma situação de muita liberdade de mercado dos serviços médicos. Que essa ampla liberdade não era de inteiro agrado dos médicos de então pode ser apreendido pelo trecho de Hipócrates antes citado.

Explicitemos, agora, o objetivo deste estudo. Admitindo que de fato não existiu regulação estatal sobre o ensino e os limites da prática médica, na Antiguidade Clássica, queremos aqui dar alicerce, recorrendo aos textos hipocráticos e à análise de alguns historiadores:

> a) na ausência dessa regulação institucionalizada, os médicos hipocráticos adotaram uma estratégia de subsistência profissional que é de cunho corporativo;
>
> b) existiu uma patente regulação da prática médica realizada pelo grupo de praticantes organizados, que funcionava, para todos os efeitos, como uma corporação;
>
> c) essa corporação, apesar de relativamente "informal", tem alguns traços comuns com a estrutura corporativa medieval e, de certo modo, pode ser vista como sua precursora, diferenciado-se desta por particularidades inerentes à cultura helênica.

A estratégia corporativa

Quando se fala da organização social da prática médica na Antiguidade Clássica, o que se tem em mente, em geral, é determinada fase da evolução da sociedade grega e, especialmente, de Atenas: aquela que se iniciou com a "revolução democrática", a partir do século V a.C., e estendeu-se, como fonte e modelo, a Roma. O médico aparecia aí ainda como pertencente ao grupo social dos artesãos ou demiurgos, tal qual acontecia nos tempos homéricos, mas havia diferenças notáveis que afetavam esse grupo como um todo e os médicos em particular.

Tratando desse período, Michel Austin & Pierre Vidal-Naquet (1986, p.112) não vacilam em enfatizar que inexistia estrutura corporativa entre os demiurgos:

> Em Atenas, o exercício de um artesanato não impedia o cidadão de desfrutar dos seus plenos direitos políticos, mas isso é tudo; era-se cidadão por descender de pais atenienses, mas não, repita-se, enquanto artesão. Não existiam confrarias agrupando todos os membros de uma mesma profissão, como acontecerá mais tarde nas cidades medievais.

Ou seja, não havia a necessidade da corporação como laço integrador do artesão à estrutura econômico-social. Contudo, pelo menos no que se refere aos médicos, do que trataremos com mais detalhes adiante, o grupo de praticantes do ofício arregimentou-se e encontrou uma forma, mesmo que não legitimada pelo Estado, para traçar, com fortes cores ideológicas, as fronteiras do terreno que lhes parecia ser de sua exclusiva competência.

O problema, do ponto de vista jurídico e institucional, é que, na democracia grega, a regulação da divisão social do trabalho nas cidades (não considerando, portanto, as prerrogativas que decorriam da posse da terra) era bastante fluida, que dependia apenas de um reconhecimento informal das habilidades de cada um. É isso, talvez, que Platão queria expressar quando, no diálogo *Cármides*, diz que um artesão pode, de todo direito, realizar o trabalho de outro tipo de trabalhador, mas será mais sábio se não o fizer e se dedicar unicamente a desenvolver as habilidades próprias de seu ofício (Platão, 1980, p.6-7).

Nessas circunstâncias de ausência geral de regras de legitimação, os médicos da Grécia democrática seguiram uma estratégia técnico-profissional que não pode ser considerada senão uma forma de luta e sobrevivência corporativa. Essa estratégia pode ser descrita em três planos complementares:

a) o desenvolvimento do método do prognóstico, como meio de demonstrar ao público a objetividade do conhecimento médico e a capacitação individual do praticante; e da arte do "regime", que representa a forma de articulação essencial entre sua *techné* e o estilo de vida da classe dominante e de outros cidadãos mais ou menos privilegiados;

b) o estabelecimento e a preservação do segredo profissional como um corpo de conhecimentos baseado nas ciências empíricas, codificando formas e rituais "sancionados" de transmissão desse saber;

c) a exigência de uma ética e de uma etiqueta por parte dos praticantes, a primeira como adesão juramentada a valores de *esprit des corps* e a segunda como forma de valorização social da arte médica, nas quais buscam, inclusive, distinguir-se de outros grupos de profissionais aparentados.

O regime e a legitimação pelo consenso

A medicina dos antigos médicos demiurgos ou Asclepíades, dos tempos homéricos, até onde se sabe, era de cunho essencialmente resolutivo ou curativo, com amplo espaço para a cirurgia (especialmente a militar) e as medicações internas, mas pouco orientada para as medidas profiláticas e preventivas (ou de "regime"). Platão fez notar essa diferença, em *A República*, ao dizer, com ironia, que

a medicina atual, da qual pode ser dita que educa as doenças, não foi praticada pelos Asclepíades antes da época de Heródico. Heródico era ginasiarca, sendo ele mesmo de constituição doentia, criou, em sua velhice, uma combinação de ginástica com medicina, pelo que encontrou uma maneira de torturar a si e ao resto do mundo. (1980, v.3, p.335)[1]

A passagem do velho ao novo médico-demiurgo foi acompanhada por profundas mudanças na estrutura da sociedade grega: a mercantilização crescente das relações sociais, o surgimento das elites agroprodutoras (que moravam nas cidades), o florescimento do sistema de trabalho escravo, as imigrações que propiciam o assalariamento de estrangeiros ou metecos etc. Todos os demiurgos são compelidos a ser personagens importantes desta arena de novas relações sociais, em cujo centro há não mais a ágora isoladamente, mas a inteira sociedade envolvida em intercâmbios econômicos de mercadorias e serviços. Aqui, o médico que educa e cura o corpo aparece com um estatuto semelhante ao sofista, que educa e desenvolve o espírito, ambos trabalhando por um soldo ou ainda um pagamento por serviço.

Os médicos hipocráticos não somente geraram novas maneiras de cuidar da saúde e da doença, como também inauguraram uma forma inusitada de inserção da prática médica na sociedade. Eles consagraram uma orientação muito peculiar no que se refere ao conhecimento e ao tratamento das enfermidades, pela combinação do método da prognose e do regime. A prognose é a detecção do estado geral do paciente, que envolveria, globalmente, "o passado, o presente e o futuro" da afecção atual, mas sem se preocupar em discriminar entidades patológicas particulares.

O médico, como outros demiurgos, dependia de sua capacidade de previsão e convencimento para ser reconhecido como um

---

1 Platão ironiza igualmente os excessos de retórica dos médicos gregos em uma maneira que faz lembrar as situações jocosas criadas pelo teatro de Molière para satirizar os médicos contemporâneos em sua verborragia latina: "o que fazes, néscio, não é curar o teu paciente, mas ensiná-lo, como se a tua missão não fosse devolver-lhe a saúde, mas fazer dele um médico" (*Leis*, in Platão, 1985, v.9, p.745).

profissional qualificado. Daí a associação íntima entre a prática da medicina e a oratória, estimada como instrumento para chegar ao convencimento dos pacientes, conforme se pode ler em várias passagens de Platão e Aristóteles. Hipócrates, neste particular, aconselhava:

> O melhor profissional me parece ser aquele capaz de conhecer as coisas antecipadamente. Compreendendo e expondo, de saída, perante os enfermos, o presente, o passado, e o futuro de suas doenças, explicando o que eles omitem, ganhará a confiança de todos; e, convencidos da superioridade de suas luzes, não hesitarão em tornar a solicitar seus serviços. (Hipócrates, 1839-1861, v.3, p.111)

O regime, por sua vez, baseava-se apreensão das condições de vida de cada um: local em que reside, ambiente, clima e hábitos pessoais. A cura ou prevenção de transtornos estaria na dependência de se adotarem medidas adequadas dentro do regime em termos de alimentação, bebidas e exercícios, ou de seus contrários, jejum, abstinência e repouso. Tais regras do regime só poderiam, evidentemente, ser obedecidas ao pé da letra pela aristocracia fundiária, que podia gozar de tempo livre suficiente, por causa da posse de bens produtivos e escravos. Hipócrates dita normas explicitamente dirigidas a essa classe a que se costumava denominar "particulares":

> Os particulares devem assim regular seu regime: no inverno comer mais e beber menos ..., na primavera podem beber mais abundantemente, sobretudo vinho forte, mas em pequenos tragos. (Sobre o regime salutar, in Hipócrates, 1839-1861, v.6, p.74)

Essa medicina se tornava autêntica e era bem aceita na sociedade como algo útil não apenas por suas virtudes terapêuticas, como compreendemos hoje, mas pela capacidade de "regular a vida de cada um", de exercer uma "ortopedia do lazer". E como pensar no aperfeiçoamento da ortopedia mesma, como técnica do reparo das torções, fraturas e luxações, que ocorriam com frequência nos ginásios, sem essa dimensão sociopolítica da prática médica na Antiguidade?

Não se pode deduzir daí que a medicina hipocrática dirigia seus préstimos somente à classe dominante. Nos livros chamados de *Epidemias*, por exemplo, vamos encontrar uma gama variadíssima de casos de enfermidades descritos minuciosamente e que são de trabalhadores comuns como carpinteiros, jardineiros etc. Em *A República*, na continuidade da discussão que mencionamos antes a respeito dos Asclepíades e Heródico, Platão já observava criticamente as limitações desse tipo de "medicina do ócio": a um artesão parece de maior proveito que o médico lhe indique um purgativo, um vomitório ou uma cirurgia, em vez de um regime, porque ele não tem tempo para estar doente...

Mas, de qualquer modo, era nesse duplo plano técnico-social, pela prognose e pelo regime, que o médico grego encontrava a legitimação de sua arte ou *techné*. Pela prognose, revelava seu grau de competência, advertindo, com precisão, sobre o curso passado e futuro da enfermidade atual, e pelo regime mostrava a utilidade de sua arte aos poderosos e ao restante da sociedade, prescrevendo uma suposta combinação equilibrada entre diversas atividades fisiológicas e societárias, na ginástica, nos esportes, no sexo, nos prazeres da mesa, e em tudo que se referia às práticas de culto do corpo.

O espírito corporativo

Para entender o alcance de tal estratégia corporativa, há que se recordar algumas das características mais relevantes da organização social dos demiurgos, após as reformas de Sólon, e contrastá-las brevemente com as que exibiam nos tempos homéricos. Na verdade, há um plano em que existe uma consciente busca de continuidade – nos aspectos ideológico-organizacionais, que moldam o espírito corporativo.

A pergunta que se deve fazer a esse respeito, mas que muitos historiadores da medicina deixam de cogitar, é o quanto persistiram os traços da antiga organização social dos Asclepíades entre os médicos hipocráticos, apesar de a sociedade haver se distanciado em muito de suas raízes gentílicas.

Os antigos demiurgos, inúmeros estudos o demonstram, estavam organizados em clãs ou "gens" corporativos, que conservavam uma linhagem rígida de descendência e primavam pela reserva quanto aos segredos técnicos ou mágico-religiosos de seus ofícios:

> Agrupados em confrarias, comparáveis a algumas "gens" religiosas, ... ciosas, como as dos adivinhos e aedos, de sua ciência e de seus segredos, comprometem sua reputação numa luta de quem produzirá a obra mais prestigiosa. (Vernant & Naquet, 1989, p.62)

No grupo de médicos correspondente a essa organização, supostos descendentes de Asclépio ou Esculápio, a similaridade com os "gens" já está evocada no próprio nome. Os Asclepíades constituíam, em primeiro lugar, uma família "ampliadíssima" de pessoas que exerciam o mesmo ofício segundo uma genealogia comum: os mestres ensinavam a arte aos filhos de outros médicos que por sua vez transmitiriam o conhecimento aos filhos destes e assim por diante. Estavam unidos por uma fraternidade de ofício tal qual outras "gens" "artificiais" que se agrupavam em torno de uma crença religiosa ou tradição iniciática. Em todos os casos, há um "segredo" a ser guardado e preserva-se uma linha divisória consciente que separa os "leigos" dos "habilitados", ou os "profanos" dos "iniciados", o que é uma das marcas distintivas de qualquer corporação.

Pode ser demonstrado que os médicos hipocráticos moldaram igualmente um esquema de proteção corporativa, com uma configuração puramente ideológica, que, em sua inspiração, remonta aos Asclepíades. Dizemos que ela é de natureza simplesmente ideológica porque estava conformada por um conjunto de práticas e atitudes ético-profissionais que não encontrava respaldo nas leis vigentes e tampouco recebia sanção do Estado, como aconteceu na Idade Média. Contudo, tinha certamente alguma eficiência do ponto de vista da função clássica corporativa de exclusão dos leigos e de demarcação de campos de competência.

Em primeiro lugar, há a sublinhar a extensa influência exercida pelos pitagóricos na organização desses médicos e em sua filosofia sobre a natureza das doenças. Os pitagóricos, como certas "gens", conservavam rituais de passagem e de admissão em suas confrarias, dedicadas a divulgar conhecimentos a respeito da natureza do universo e da música, para o que desenvolveram avançados estudos matemáticos. Eles acreditavam na metempsicose e na sobrevivência da alma em mundos superiores. Vamos encontrar ressonância do pitagorismo não só na teoria dos dias críticos (a crença de que existe um ritmo fixo, em número de dias, para o aparecimento das crises nas doenças agudas) como no processo de formação e juramento dos novos médicos.[2]

A preocupação em desautorizar o exercício da medicina por leigos e encontrar formas de denunciar os maus praticantes é algo sempre presente nos textos da coleção hipocrática. O último parágrafo do livro *A Lei* é muito explícito nesse particular: Mas as coisas sagradas não se revelam senão aos homens sagrados; é vedado comunicá-las aos profanos, enquanto não se iniciarem nos mistérios da ciência (Hipócrates, 1839-1861, p.643).

É essa a matriz primitiva da defesa de um "corpo esotérico de conhecimento", tão marcante no profissionalismo moderno, mas cuja origem pode ser identificada em tais manifestações de gremialismo "iniciático". Não há, entretanto, outro testemunho mais forte do corporativismo antigo do que o juramento hipocrá-

---

2　Segundo Robert Joly, foram os pitagóricos que criaram a dietética, preocupados que estavam em purgar o espírito pela música e o corpo mediante as regras do regime (Hipócrates, 1967, p.xi).

tico. Reproduzi-lo-emos aqui, dividido em parágrafos, para facilitar a discussão de seu significado na estratégia corporativa.

O juramento

A – Por Apolo médico, Asclépio, Hígia e Panaceia, e todos os deuses e deusas, juro que, em conformidade com meu juízo e minha habilidade, cumprirei este juramento:

B – estimar quem me ensinou esta arte tanto quanto a meus pais, com ele compartilhar meus bens, e aliviar suas vicissitudes, se for necessário; considerar a seus filhos como irmãos meus e a eles ensinar esta arte, se quiserem aprendê-la, sem remuneração ou contrato;

C – e que, por preceitos, por aulas e outro modo qualquer de instrução, eu transmitirei os conhecimentos da arte a meus filhos, aos filhos dos meus mestres e aos discípulos inscritos através de contrato e de juramento, de acordo com o regulamento da medicina, e a mais ninguém;

D – Aplicarei as normas do regime, para o bem de meus pacientes, na extensão de minha capacidade e poder de julgamento, nunca para causar dano ou mal a alguém. Não darei jamais um medicamento mortífero a quem o solicite nem aconselharei a tomá-lo; da mesma maneira, não darei a uma mulher um pessário para produzir aborto. Conservarei imaculadas minha vida e minha arte;

E – Não praticarei a talha em quem sofra de cálculos, deixando essa operação aos praticantes que dela costumam se ocupar;

F – Em toda casa que entrar, aí estarei para o benefício dos enfermos, abstendo-me de atos nocivos ou licenciosos, sobretudo da sedução de homens ou mulheres, livres ou escravos;

G – Tudo aquilo que, no exercício de minha profissão ou fora dela, eu venha a ver ou a escutar, que não deva ser divulgado, manterei em completo segredo;

H – Se cumprir com este juramento, que eu possa gozar com felicidade da vida e da prática da arte, honrado por todos, em todos os tempos; e se dele me afastar ou infringi-lo, que o inverso se me aconteça.[3]

Na apreciação de Ludwig Edelstein (1987, p.327), o Juramento demarca uma nova consciência por parte da sociedade grega em relação aos ofícios, que só se deu no fim do século IV a.C. e se prolongou no período helenístico até Galeno. Ela se caracteriza por uma revalorização filosófica e ética do trabalho. A contribuição do pitagorismo e de outras correntes a esse movimento não pode ser subestimada.

O juramento de Hipócrates veio a se tornar, séculos depois, uma espécie de paradigma na admissão às variadas modalidades de corporação de médicos, cirurgiões, barbeiros e boticários. O que variou, em cada época, foi o conteúdo do compromisso ético-profissional e o tipo de invocação religiosa, mas não o espírito desse cerimonial. Tal era a ideia que promovia esses campos de atuação à categoria de "ofícios jurados".[4]

Não restam dúvidas de que no Juramento já estão plenamente manifestos todos os traços que assumirão maior concretude nas intrincadas relações de poder estabelecidas pelas corporações médicas na Idade Média. Repare-se que o compromisso jurado toma objetos muito claros:

- em primeiro lugar, com a comunidade de praticantes, considerada um grupo homogêneo, ao qual se de deve lealdade e do qual estão excluídos os que não se submeteram às regras de legitimação (B, C);

---

3 Essa versão do Juramento está baseada em diversas traduções, publicadas em inglês, francês e português que nos foi possível consultar.

4 Em Montpellier, nos séculos XIII e XIV, os estudantes graduados em medicina juravam, por exemplo, manter obediência aos estatutos da universidade, não passar a ninguém os segredos dessa instituição e que não tratariam de um enfermo agudo sem a presença de um padre (Bullough, 1956). Em Paris, em 1271, os estatutos da Faculdade de Medicina estabeleciam que, se algum médico, boticário ou cirurgião cometesse perjúrio, estaria exposto à excomunhão (Fabre & Dilleman, 1971, p.29).

Do físico ao médico moderno

- um único modelo de reprodução do saber e da prática, cujo domínio já aparece como não devendo sair das mãos desse grupo (C);
- preceitos de ética e etiqueta, envolvendo entre outras coisas a intencionalidade do ato terapêutico, a conduta perante as pessoas atendidas e o segredo médico (D, F, G);
- regras de demarcação do campo de competência do grupo em face de outros ofícios cuja legitimidade é admitida (E);
- reconhecimento de que alguma penalidade deve ocorrer no caso de transgressão dos preceitos jurados (H).

De que modo esses traços corporativos se materializavam na medicina hipocrática se, conforme sublinhamos diversas vezes, o Estado não emitia leis ou regulamentos sobre a organização e a responsabilidade dos profissionais? A par do revestimento religioso peculiar, que se supõe dever ter alguma eficácia, no cumprimento de tais compromissos, havia concretamente uma organização: um simulacro de "gens", isto é, a família dos Asclepíades, cuja funcionalidade corporativa era preservada. Não se tratava, evidentemente, de um clã endogâmico: a transmissão do ofício, de geração em geração, não se limitava aos filhos de médicos. Quem tivesse outra origem iria constituir o grupo dos discípulos admitidos à base de "contrato e juramento", mas a ideia de irmandade do grupo é um princípio inviolável.

O interessante é que a medicina constitui apenas um caso particular dos mecanismos político-ideológicos pelos quais o Estado grego, e especialmente Atenas, erigia em um sucedâneo da antiga comunidade consanguínea, estabelecendo formas, pactuadas ou impostas, de convivência entre os cidadãos, alicerçadas em ideal de igualdade que se perdera com a destruição do Estado patriarcal e o fim da nobreza. É assim que se entende por que um grego (e Sócrates, sorvendo sua cicuta é o caso mais ilustrativo, sempre lembrado) pudesse questionar a existência e o fundamento de qualquer coisa entre o céu e a terra, mas só com extrema dificuldade ousava se contrapor às leis e à conformação do Estado em que vivia ...

Werner Jaeger (1979, p.312) salienta que a noção de *paideia*, como ideal de educação simultaneamente universal e especializada, necessária ao homem da pólis, plasmou-se com essa argamassa política zelosamente preparada. O novo Estado, que surgiu no século V,

> Seguindo as pisadas da antiga nobreza, que mantinha rigidamente o princípio aristocrático da raça, tratou de realizar a nova arte, encarando como descendentes da estirpe ática todos os cidadãos livres do Estado ateniense e tornando-os membros conscientes da comunidade estatal e obrigados a colocarem-se ao serviço do bem da comunidade. Era um simples alargamento do conceito de comunidade de sangue, com a diferença que a vinculação a uma estirpe substituíra o antigo conceito do Estado patriarcal. Não era possível pensar noutro fundamento. Por muito forte que fosse o sentimento de individualidade, era impossível conceber que a educação se fundamentasse noutra coisa que não fosse a comunidade da estirpe e do Estado.[5]

Na detalhada análise que faz da medicina grega como *paideia*, Werner Jaeger enfatiza a importância dessas regras de consanguinidade real ou fictícia na educação médica antiga. Uma delas é a recomendação de casamento entre filhos de médicos. Polibo, médico e anatomista, cuja descrição do sistema circulatório é citada por Aristóteles, foi genro de Hipócrates. O próprio Aristóteles pertencia a uma linhagem de médicos: seu pai, Nicômaco, foi médico na corte de Amintas II; e há uma versão de que ele estudou medicina e chegou a praticá-la em algum momento. Na verdade, Aristóteles (conforme se deduz do livro III de *A política*) preferia

---

5   Sobre o significado da "gens" e seus atributos político-ideológicos na estrutura de domínio de classe em Roma e na Grécia, consulte-se Foustel de Coulanges, 1975, cap.10.

se classificar na última das três "categorias de médicos" que diz existir – os praticantes comuns, os que servem à classe superior e os homens de inteligência que se dedicaram ao estudo dessa arte, mas não a exercem de fato.

Todavia, o maior indício do espírito de grupo e do sentimento de unidade fraternal que reinavam entre os membros da guilda dos Asclepíades é a dificuldade que defrontam os historiadores modernos em estabelecer a autoria pessoal dos livros que compõem a coleção hipocrática. Muita discussão erudita e longas pesquisas filológicas foram empregadas nos últimos dois séculos a fim de determinar com precisão as "genuínas" obras de Hipócrates e separá-las das que foram compostas por seus parentes, discípulos ou predecessores. Mas esse esforço talvez parecesse ridículo aos olhos desses mesmos autores: mais contava a contribuição coletiva do clã do que os méritos individuais de cada um:

> Embora seja precisamente na época de Hipócrates que a personalidade dos autores começa a se destacar na Medicina, como muito antes já se destacara na poesia e na arte e logo de início na Filosofia, na profissão médica é tão forte ainda a solidariedade grupal que na prática profissional não é corrente frisar a paternidade individual de determinadas ideias e doutrinas. (Jaeger, 1979, p.949)

Constatando essa origem e peculiaridade da corporação médica, podemos perguntar aqui se, ao fim e ao cabo, não são todas as corporações profissionais (mas, talvez, não só estas) assemelhadas nesse aspecto; ou seja, se elas, de algum modo, não expressam, na busca renitente de seus interesses e propósitos, tanto quanto no reforjamento constante de seus laços internos de solidariedade e na execução compulsiva de seus rituais de legitimação, esse atavismo do clã, essa saudade da unidade coletiva de ação e sentimentos que existiu na comunidade consanguínea.

Retornemos ao Juramento de Hipócrates. Ele foi transformado num paradigma universal para marcar o ingresso na profissão médica, mas sua tradução a outras latitudes e épocas só podia ser realizada abstraindo todo seu substrato histórico e cultural. Com efeito, é difícil imaginar que os médicos da era vitoriana pudessem continuar a prestar um juramento similar assegurando sua intenção de não seduzir os rapazes e as moças das famílias a que fossem atender... Foi necessário, desse modo, realizar um processo de "abstração" para contornar tais embaraços e as diferenças de visão de mundo, tanto quanto se tratou de revesti-lo das reverências cristãs. O Juramento assim "adaptado" passou a se concentrar nos preceitos sobre a eutanásia, o segredo médico, a lealdade de grupo etc.

O que nos importa neste ponto é chamar atenção para o fato de que o Juramento, em sua inspiração original, estava intimamente ligado à forma particular em que os gregos resolveram o problema da defesa dos interesses da profissão médica, recriando a "estirpe dos médicos", dentro dos marcos de sua cultura e de sua sociedade. Nesse sentido, a relativa eficácia da coibição da prática médica pelos não iniciados não pode ser escamoteada.

A interdição à prática da cirurgia da talha ou citostomia (parágrafo E) é um exemplo de atuação corporativa que os hermeneutas de Hipócrates sempre tiveram dificuldade em enxergar. Muitos tenderam a interpretar essa passagem como significando um veto à intervenção cirúrgica de modo geral, o que seria um contrassenso por parte da guilda, pois, como se sabe, as técnicas de tratamento de lesões corporais, úlceras e traumatismos ósseos faziam parte dos recursos terapêuticos usados comumente pelo médico em seu *iatreion* (*oficina*).

Na verdade, todos os testemunhos históricos apontam na direção oposta. Na Antiguidade Oriental e Greco-romana, tanto quanto na Idade Média, os "cortadores" ou cistotomistas, especializados na cirurgia para extração de cálculos vesicais por incisão perineal, constituíam um grupo de praticantes bem definido. Eram itinerantes e mantinham um esquema de treinamento artesanal dentro de seu próprio clã, em que transmitiam essa perícia como segredo muito bem guardado, de mestre a

Do físico ao médico moderno

aprendiz, geração após geração. Pierre Franco, no século XVI, foi um dos primeiros cirurgiões cultos a praticar e desenvolver técnicas de extração de cálculo vesical e hérnia estrangulada, tendo-as aprendido com esses praticantes (Zimmerman & Veith, 1967, p.193-200).[6] Ao que se sabe, as guildas medievais, seguindo as pegadas dos hipocráticos, vetavam a realização desse tipo de cirurgia.

Ao determinar que a operação da talha deveria ser deixada exclusivamente por conta desses praticantes que mantinham uma organização tão tradicional quanto a dos médicos, mas de menor reputação, o Juramento expressava preocupações peculiares a todas corporações de médicos ao longo da história medieval e moderna: de um lado, diferenciar-se de outras entidades que têm atividades assemelhadas, ditando aquilo que está dentro do terreno do *métier* que lhe é próprio; de outro, não envolver seu nome em atos arriscados e para os quais seus membros não estão regular e devidamente preparados.

Nenhuma outra evidência de que os médicos hipocráticos atuavam em um espírito e um arcabouço corporativos é tão forte quanto essa. E ao marcar assim seus interesses e campos específicos em que a ação profissional deve dar-se, sob a pena da desdita mencionada no final do Juramento, a corporação alcançava certamente algum nível de eficácia no controle da prática médica, apesar da inexistência de uma chancela pelo Estado. Essas formas de regulação da prática tinham não uma base político-jurídica, mas sim socioétnica (o simulacro da "gens") e ideológica (os compromissos de fé do Juramento).

Muitos séculos mais tarde, no entendimento dos liberais extremistas da Revolução Francesa, a abolição das corporações, de seus privilégios de ensino e de licenciamento profissionais,

---

6   Acerca dos "cortadores", litotomistas e assemelhados, até o início do século XIX, uma narração histórica muito interessante, embora romanceada, pode ser lida em Thorwald, 1960, p.53-94.

deveria justamente remeter o curso da história a uma idade de ouro perdida em que qualquer pessoa poderia se avocar o título de médico desde que aprovado pelo critério do consenso social. É este o espírito de algumas das propostas que despontaram na Assembleia Nacional e objetivavam originar uma atmosfera de completa liberdade no exercício de todas as artes e ofícios: *"rendez au génie toute la latitude de pouvoir et de liberté qu'il reclame"*.[7]

No Brasil, os positivistas protagonizaram esse papel de liberais radicalizados. Lutaram tenazmente para fazer valer o princípio de absoluta liberdade de empreendimento profissional e comercial.[8] O movimento positivista conseguiu, finalmente, fazer incluir na Constituição de 1889, em seu artigo 72, parágrafo 29, o preceito seguinte: "É garantido o livre exercício de qualquer profissão moral, intelectual e industrial". Mas, já no início do século XX, o crescente prestígio perante o governo e a influente atuação política das entidades de representação dos médicos e outros profissionais fizeram que aqui fosse esboroado integralmente esse sonho de liberdade incondicional. Desde então, abriu-se um novo período de domínio corporativo e de pacto dos "profissionais" com o Estado, em que este, tratando de agradar e agraciar aos grupos sociais que lhe são mais orgânicos, zela diretamente pela legitimidade da prática ou delega à corporação tal tarefa. O Estado não mais pretenderia se eximir de ditar regras de legitimação e tampouco abdicaria da prerrogativa de punir os "falsos praticantes".

Em conclusão, contra todas as ilusões que alguns idealistas tentaram cultivar de que existiu na Grécia uma perfeita liberdade da prática da medicina, fica claro que a guilda dos Asclepíades dispunha de seus próprios mecanismos para excluir os não legi-

---

7   Palavras de Fourcroy citadas por Foucault (1972, p.49): "proporcionar ao gênio toda a amplitude de poder e de liberdade que exige".

8   Ver a Advertência escrita por Miguel Lemos, o patriarca dos médicos positivistas brasileiros, em Dunnoyer & Seneuil, 1899.

timados. Na Grécia, a "transgressão" das normas corporativas talvez fosse mais facilmente realizada do que em outras épocas, na medida em que não havia um licenciamento real dos praticantes e sua competência tinha que ser aferida diretamente pelo público. Mas a estratégia corporativa dos médicos punha limites muito nítidos a essa faculdade de autotitulação, contra a qual Hipócrates deblaterava no livro *A Lei*: há entre os médicos, muitos que o são de nome, mas poucos em sentido verdadeiro.

O que é a medicina liberal[*]

Introdução

A medicina assume, em seu devenir histórico, em consonância com as características de cada tipo de sociedade, diferentes formas de organização social. Há uma forma de prática médica peculiar à sociedade grega antiga assim como há outra gerada no ambiente próprio das cidades medievais na Europa. A medicina liberal, por sua vez, não é nada mais do que a forma histórica surgida no período de consolidação do capitalismo concorrencial, que, em delimitação aproximativa, pode ser identificado com o século XIX, para os países europeus e Estados Unidos, e primeiras décadas do século XX, para alguns países da América Latina.

Transformada, readaptada e disfarçada, subsiste hoje a medicina liberal, e sua tenacidade ideológica, tanto quanto a impor-

---

[*] Este texto é uma versão revista e ligeiramente abreviada de dois artigos publicados como *La Medicina Liberal y el Mercado de Trabajo. Qué es la medicina liberal*. Washington: Ed Méd Salud, v.22, n.3, 1988; *Características Econômicas da Medicina Liberal*. Washington: Ed Méd Salud, v.45, n.2, 1991.

tância que exibe como forma complementar de ocupação no mercado de trabalho, postula uma análise em profundidade de suas determinações histórico-sociais. É sempre muito interessante saber quantos médicos vivem exclusiva ou parcialmente de prática em clínica privada – mas definitivamente não é mediante esses dados quantitativos que podemos obter uma imagem da influência da medicina liberal no contexto da forma moderna de organização das práticas de saúde. É preciso traçar sua evolução em cada sociedade e desvendá-la nas dimensões econômica, político-institucional e ideológica. Tal esforço foi iniciado com extraordinário brilhantismo, na América Latina, pelas pesquisas de Cecília Donnangelo (1975).

No entanto, pouco se escreveu até agora sobre as determinações gerais da medicina liberal, isto é, quais são suas características mais universais, que se manifestam independentemente desta ou daquela formação social capitalista em que se desenvolva. Tomaremos como referência, sempre que nos parecer útil, o trabalho pioneiro de Donnangelo, com base no qual esboçaremos algumas análises que extrapolem o contexto da sociedade em que aquela autora descreveu a medicina liberal e também deixem de lado sua preocupação em vê-la como uma alternativa a mais de inserção do profissional médico no mercado de trabalho. A pergunta que se coloca aqui é a seguinte: o que é a medicina liberal como forma específica de organização social das práticas de saúde?

Começaremos com uma pequena digressão filosófica, que, embora dispensável, ajuda a esclarecer algumas conotações associadas à palavra liberal.

Um pouco de filologia social

A expressão "prática liberal" ou "medicina liberal" formou-se, especialmente em países de língua neolatina, por analogia com a denominação antiga "artes liberais" ou, em sua versão mais moderna, "profissões liberais".

Em seu sentido original, é liberal toda ocupação digna do homem livre, em contraposição às ocupações próprias a servos e escravos. Na Idade Média, designava as atividades e os ofícios socialmente reconhecidos como adequados à classe dominante – filosofia, gramática, retórica etc. Todas as atividades de caráter produtivo ou que envolviam trabalho manual recebiam o epíteto de mecânicas ou servis, entre elas, a própria medicina. Posteriormente, com a parcial valorização do trabalho produtivo, sob o capitalismo, a oposição liberal *versus* mecânico tendeu a desaparecer e aquela palavra passou a designar simplesmente qualquer ofício usualmente exercido pelos grupos sociais superiores. Mais recentemente, é dita liberal toda profissão que se baseie em formação de nível universitário e seja exercida por conta própria, em oposição às relações de assalariamento.

Jacques Le Goff (1977), em vários de seus ensaios dedicados ao estudo das formas de trabalho e de profissões na Idade Média, demonstra como a oposição entre artes liberais e artes mecânicas tinha por base uma atitude ambígua de desprezo/valorização do trabalho manual. Esses termos aparecem pela primeira vez na história cultural do Ocidente no século IX, mas de um modo ou de outro a ideia de ofícios dignos de homens livres já se faz presente nos textos aristotélicos, refletindo todo o preconceito que a classe dominante aristocrática da antiga Grécia devotava ao trabalho produtivo.

No livro I da Metafísica, Aristóteles (1977, p.14-5) refere-se à filosofia, nesse sentido, como a única e verdadeira arte liberal:

> É, pois, evidente que não a procuramos por qualquer outro interesse, mas, da mesma maneira que chamamos homem livre a quem existe por si e não por outros, assim também esta ciência é, de todas, a única que é livre, pois só ela existe por si.

Ou seja, a filosofia tem utilidade em si mesma e não por um produto ou obra exteriores: ainda não é concebida como um ofício organizado, embora muitos filósofos, como o próprio Aristóteles, vivessem do ensino de seus conhecimentos.

A partir do século XII, com o reaparecimento de uma economia urbana no Ocidente, a filosofia, na forma da escolástica, passou a ser um ofício de fato, entre outros, reservados a certos grupos sociais privilegiados. Em Chartres, centro irradiador da cultura clássica e arábica, formalizou-se a divisão das sete artes liberais: o estudo das palavras pelo *trivium*: gramática, retórica e lógica; e das coisas pelo *quadrivium*: aritmética, geometria, música e astronomia (Le Goff, 1977, p.56).

Segundo Hugo de São Vítor (1985), também em obra do século XII, que veio a se tornar uma referência obrigatória para toda a escolástica (Didascalion), a base de todo o conhecimento está nas sete artes liberais: elas representam os caminhos que "conduzem a mente a entrar nos recintos sagrados da sabedoria". A contraposição com as artes mecânicas não se revestia, contudo, de tanta radicalidade como encontramos em Aristóteles. Todas as artes, liberais ou mecânicas, apareciam subordinadas à filosofia. Mencionou-se um ramo mecânico da filosofia que também se dividia em sete grandes artes: tecelagem, fabricação de armas, navegação, agricultura, caça, medicina e teatro.

A Idade Média hierarquizou essas artes, reconhecendo que algumas são superiores e outras inferiores (assim como admitia, por exemplo, que a física, ou seja, a medicina interna, devia ter uma ascendência em relação à cirurgia) e, ademais, estabelecendo laços efetivos de autoridade e poder entre elas, demarcados especialmente pelo domínio das corporações universitárias e de seus mestres. Mas havia algo em comum entre essas artes que é de natureza econômica – participavam todas elas de uma divisão social de trabalho e estabeleciam relações de troca entre si nas quais estavam envolvidos tantos bens simbólicos como materiais.

O que se passou depois da Renascença foi o crescimento gradual do *status* de alguns "ofícios mecânicos", e o melhor exemplo é a cirurgia, que deixou seu esquema artesanal de ensino e prática e se transformou em especialidade acadêmica. A "arte médica", como um todo, tornou-se, por sua eficácia técnica crescente e por sua inserção na nascente sociedade capitalista, um ofício "liberal", digno de ser aprendido e exercido pelas camadas mais altas dessa sociedade. Liberal era então nada mais que um sinônimo de profissão prestigiada e valorizada, pressupondo em geral a educação em uma faculdade, que funcionava como um crivo social e instrumento de controle corporativo.

Adam Smith dedica todo um capítulo de sua *A riqueza das nações* a identificar os motivos pelos quais se remunera melhor, por exemplo, o trabalho de um médico ou advogado do que o de um sapateiro. Àquelas denomina profissões liberais, e a esta, profissão mecânica. Uma profissão liberal como a medicina merece ser bem remunerada porque requer maior tempo de formação, tem-se maior confiança em seu praticante, goza de grande prestígio e apresenta maior risco de nela não se obter sucesso. Sobre o aspecto de formação, Smith comenta:

> A formação para as artes inventivas e para as profissões liberais é ainda mais cansativa e dispendiosa. Em consequência disso, a remuneração de pintores e escultores, de advogados e médicos deve ser muito superior, e realmente o é. (1983, p.119)

Ao contrário das classificações antigas e medievais, o que caracterizava então um ofício como liberal não era o fato de ser autossuficiente ou de não ter uma ação externa útil, mas uma série de condições sociais que tinham uma correspondência na dimensão de valor, em sentido econômico, e obedeciam às regras do mercado capitalista. Quanto aos profissionais "mecânicos", eles passaram a constituir dois grupos sociais muito próximos em suas condições de vida: os pequenos produtores, artesanais e agrícolas, de um lado, e a grande massa dos operários das manufaturas e fábricas, por outro.

A expressão "profissões mecânicas" caiu, depois de algum tempo, em desuso. Por sua vez, "profissões liberais" consolidou-se como designação de um grupo de habilitações de grau acadêmico, especialmente a medicina e a advocacia, mas estendendo-se a muitas outras aparecidas no decorrer dos séculos XIX e XX.

Quando se começou a falar de medicina liberal ou de prática liberal da medicina?

Haveria de se fazer um estudo bibliográfico aprofundado para responder a essa pergunta. Contudo, parece evidente que isso depende do reconhecimento de uma medicina marcada pelo vínculo de assalariamento, seja pelo Estado, seja por empresas privadas e entidades assistenciais dos trabalhadores. Por outras palavras, foi preciso existir uma medicina "não liberal" para que os médicos e a população, a partir do século XX, tomassem consciência de que existia há muito uma forma de prática diferente e contraposta. A medicina liberal passou a ser definida como aquela exercida com autonomia técnica e econômica nas clínicas ou nos consultórios privados de cada profissional.

A associação de ideias vem muito facilmente: é liberal porque é livre de laços de subordinação a uma autoridade ou chefe, liberal porque se baseia em escolha livre pelos pacientes. Na verdade, apesar de tais conotações serem inevitáveis, o epíteto liberal nada tem a ver com isso e decorre de uma analogia cujos termos têm longa história. O importante é reter o conceito de que a medicina liberal, como forma de organização social da prática médica, precede ao uso deliberado dessa expressão que tem apenas cerca de cinquenta anos, se tanto.

Mas, se para falar de medicina liberal deve-se ter consciência de outras modalidades de exercício profissional, é claro que essa questão torna-se teoricamente presa à problemática recente e atual do mercado de trabalho para médicos, dada a existência da disjuntiva "trabalho assalariado *versus* autonomia". Desse modo, a análise correta da forma liberal deve ter por referência essa contraposição que se dá no mercado de trabalho atual, retrocedendo a partir daí para recompor os traços gerais da medicina liberal como uma forma socialmente determinada de exercício da profissão médica.

Prática liberal e autonomia profissional

A caracterização da forma liberal de prática médica, situada no âmbito das relações de troca no mercado de serviços e de profissionais de saúde, necessariamente deve levar em conta a noção de autonomia, em dois planos correlatos: em face da propriedade dos meios de trabalho e da clientela que se beneficia de seus serviços. Nesse sentido, é muito precisa a definição dada por Cecília Donnangelo (1975, p.80) ao que chamou de "padrão de trabalho liberal":

> Clientela própria, canalizada através de processos informais, com a qual estabelecem diretamente as condições de tratamento e de remuneração do trabalho; instrumentos de trabalho próprios, aí incluído o aluguel eventual de equipamentos, especialmente quando sua atividade implica a utilização de recursos hospitalares. ... O consultório isolado constitui, porém, para a maioria desses profissionais, o principal centro da atividade.

Seguindo nessa mesma linha de raciocínio, o que demarca o assalariamento, no polo contrário, segundo aquela autora, é "a ausência de clientela e de condições de trabalho próprias acarretando a venda da força de trabalho em troca de salário".

Essas duas formas de trabalho não só podem ser combinadas no exercício profissional diário de um dado médico como admitem variações ou formas transicionais que serão discutidas adiante. Elas são padrões extremos e contrapostos, mas não necessariamente irreconciliáveis. No mercado de trabalho frequentemente são exercidas de maneira complementar, como tipos de ocupação, isto é, como mecanismo para assegurar a subsistência do médico. Entretanto, elas se fundam em distintas relações econômicas, uma de autonomia e outra de dependência, no que diz respeito ao acesso à clientela e à propriedade dos meios de trabalho.

O médico liberal pode ser descrito como um trabalhador autônomo que se transmutou gradualmente em pequeno empresário.

Na qualidade de autônomo, também denominado trabalhador por conta própria, o que ressalta é a continuidade da posse e do uso de sua força de trabalho: ele não a aliena como um bem qualquer em troca de salário, mas a mantém e a controla como fonte potencial de serviços, sobre cujo conteúdo ele tem ainda um grande domínio. O que o liberal vende são exatamente esses serviços mediante unidades mais ou menos discretas: uma consulta em sua clínica, uma consulta em casa do cliente, uma cirurgia em hospital privado. Como a referência fundamental do ponto de vista econômico é a qualificação do profissional, as unidades se distinguem precipuamente pela especialização: é a consulta de um oftalmologista, é a cirurgia por um cardiologista etc. De qualquer maneira, e descontadas as características particulares de cada um dos ambientes em que atua, a influência da clientela e a obediência a padrões consagrados de conduta técnica, ele é capaz, por si mesmo, de determinar suas regras de trabalho. Essa autonomia técnico-gerencial ao lado da livre escolha pela clientela são os dois principais pressupostos sobre os quais a medicina liberal constrói sua projeção ideológica.

Do ponto de vista das relações que estabelece com a produção de bens e serviços no conjunto da sociedade, o médico liberal, nas condições do capitalismo mais maduro, comporta-se, cada vez mais, como um pequeno empresário. Isso decorre de dois processos que se potencializam entre si: a tecnificação crescente do ato médico, que exige o emprego de instrumentos e equipamentos na forma de um capital fixo, às vezes de elevado valor, dependendo da especialidade; o estreitamento da clientela, cuja composição majoritária é dada pelos membros dos grupos sociais mais elevados, os quais implicitamente exigem conforto e regalias, implicando gastos de instalações físicas. Ademais, preocupado com sua produtividade e capacidade organizativa, o médico liberal acaba por contratar força de trabalho de auxiliares, transformando-se em empregador. Tudo isso faz que ele se enquadre como um pequeno empresário que tem capital mais ou menos significativo investido em seu negócio, cujo fundamento é sua qualificação, mas a qual já não é suficiente para garantir o êxito em mercado de serviços marcantemente concorrencial.

Estamos aqui nos atendo ao trabalho liberal padrão: o do produtor isolado. É sabido que outras alternativas existem de subsistência no mercado de trabalho, além da capitalização individual.

De qualquer modo, vale sublinhar que, se o produtor médico isolado consegue se capitalizar, ele se transforma em figura muito difundida em outros ramos da economia: o empresário que não apenas gerencia seu negócio, mas também é o detentor principal dos conhecimentos e das habilidades requeridas por seu produto. Ou seja, condensa em si as funções de trabalhador e de empresário. É assim que ele consegue preservar o máximo de sua autonomia; ao se tornar seu próprio patrão e eventualmente de outros trabalhadores, mantém intacta a capacidade de ser autonormativo nos planos técnicos e gerenciais.

Esse processo de capitalização vai de par com a conservação e até o crescimento do poder de captação da clientela difusa pela livre escolha, mecanismo reforçado pelo prestígio e por certas formas de publicidade. O médico liberal não se vê obrigado a recorrer a nenhum agente mediador (seguro público ou privado) para garantir-lhe determinado nível de demanda, em contraste com muitos de seus colegas.

A prática liberal "típica" – para usar o qualificativo dado por Donnangelo –, no universo das relações econômicas, transita de um momento em que a autonomia (relação de posse e uso contínuo da força de trabalho) é suficiente para caracterizá-la, a outro momento, em que o processo de capitalização do produtor isolado cinde o médico em trabalhador e pequeno capitalista. Nessa evolução, é preservada sua ascendência técnico-gerencial diante de seu próprio trabalho, como também a captação de clientela por livre-escolha e a relativa liberdade de fixação do preço de seus serviços.

A forma oposta de inserção no mercado de trabalho em saúde é dada pelo assalariamento "típico", a simples venda da força de trabalho, com a consequente perda da autonomia técnico-gerencial. A clientela, nessas circunstâncias, aberta ou "cativa", é determinada pelo caráter da empresa contratante, seja pública ou privada. Como em qualquer setor econômico, o assalariamento acarreta uma transferência da posse e faculdade de uso da força de trabalho individual ao empregador e tem por base o afastamento do trabalhador de seus meios de produção. Mesmo quando o médico tem condições financeiras de manter a propriedade de seus instrumentos de trabalho, a monopolização da clientela pelos grandes produtores (incluído o setor público e previdenciário) e a agudização da concorrência entre os pequenos podem deixá-lo sem outra opção que a de submeter-se ao trabalho assalariado. O sociólogo José Reginaldo Prandi, a este propósito, observa:

> À medida que a empresa capitalista vai assumindo a prestação de serviços profissionais até então desempenhados por profissionais universitários autônomos, mesmo podendo estes obter melhor renda no trabalho por conta própria, sua sujeição ao assalariamento é forçada pela concorrência e por novas estratégias de distribuição dos serviços entre os segmentos da população. Embora muitos profissionais liberais continuem a se estabelecer por conta própria, obtendo com isso melhores condições de vida, esta "opção" vai se tornando cada vez mais dificultada pela concentração dos meios de trabalho e pelas redivisões do trabalho provocadas pelo processo crescente de especialização. (1978, p.37-8)

É justamente a presença de tais condições no mercado de serviços de saúde que está na raiz do aparecimento de formas "atípicas" de prática liberal, muitas delas representando nada mais que modalidades de prática em transição para o assalariamento. Elas configuram uma espécie de estratégia de subsistência no mercado. Vejamos algumas dessas modalidades:

a) Produtor isolado com clientela mista – mantém a propriedade de seus meios de trabalho, atendendo uma clientela que em parte é captada livremente e em parte decorre de contratos com empresas públicas e privadas. Há perda da autonomia na fixação do preço de seus serviços e também restrições técnicas em seus atos pelos custos que significam para os contratantes.

b) Produtor autônomo em contexto coletivo – distinguem-se dois tipos, descritos a seguir. O primeiro é o médico que dispõe de sua própria clientela e trabalha nos estabelecimentos de saúde, utilizando meios de trabalho de outrem e sendo levado ou não a atender também uma parcela da clientela dessa empresa. O segundo é o que obedece a todas as normas institucionais de trabalho e não dispõe de clientela pessoal, recebendo por ato ou procedimento que pratica. Este, com efeito, não é nada mais que um assalariado disfarçado de autônomo.

c) Produtor autônomo associado – é o que estabelece relações de cooperação com outros produtores semelhantes, compartilhando instalações e equipamentos, e, em alguma medida, a clientela captada. Esse trabalho em grupo ou em forma cooperativa representa cada vez mais uma alternativa de sobrevivência no mercado para médicos que simultaneamente têm uma ocupação assalariada, mas necessariamente traz consigo, pela adoção de normas e critérios coletivos, uma redução do status de independência técnico-gerencial.

Todas as considerações que fizemos até este ponto apenas servem para situar o problema da "prática liberal" com suas variantes no mercado de trabalho em saúde. Contudo, nenhuma descrição das diversas situações ocupacionais a ela relacionadas, por mais minuciosa que seja, pode dar conta realmente da questão evocada no início deste artigo – o que é a medicina liberal. De fato, a medicina liberal não pode ser reduzida a uma série de posições no mercado de trabalho do médico. Ela é uma construção histórico-estrutural complexa, formada por um conjunto de relações econômicas, jurídico-políticas e ideológicas que estabelecem seus praticantes na sociedade. Para apreender tais dimensões é necessário transcender o âmbito das análises de mercado de trabalho, as quais se desenrolam quase sempre em plano infraestrutural (e mesmo quando tratam dos aspectos superestruturais, fazem-no com o propósito de identificar "ideologias profissionais" que estão em direta sintonia ou coincidência com os interesses e as disputas associados à inserção no mercado de trabalho).

Essa passagem de uma análise limitada ou centrada no econômico a outra, de caráter totalizante, apresenta uma miríade de dificuldades, especialmente porque, em nossa maneira de ver, o econômico deve ser de fato o ponto de partida, já que a medicina liberal é na origem uma medicina de mercado, nasceu e cresceu determinada pelo mercado capitalista de bens e serviços, embora seja bem mais que isso.

Dimensões da medicina liberal

A medicina liberal surgiu quando as relações mercantis, de livre oferta e compra de bens e serviços, atingiram um ponto suficiente de amadurecimento, isto é, quando a produção e o consumo passaram a ser determinados pela troca sistemática em mercado interno já liberado dos impedimentos e amarras que marcam as estruturas feudais decadentes, absolutistas ou coloniais, todas elas, em formas diferentes, ligadas a uma ordem social antiga. Antes disso, existiam certas modalidades de prática autônoma da medicina, mais ou menos estruturadas, mas não se pode dizer que existisse uma medicina liberal na Europa do século XVII ou nas colônias das Américas no século XVIII.

Essa troca mercantil sistemática é o fundamento econômico da medicina liberal e pressupõe uma série de desenvolvimentos técnicos no que concerne a transporte e comunicações, em um contexto de vida especificamente urbano. O ato médico toma a forma individualizada da consulta, um serviço vendido não mais esporadicamente e a um preço arbitrário como acontecia anteriormente. As visitas, o atendimento no consultório e o atendimento no hospital se somam como atividades remuneradas que, em ambiente concorrencial, podem expressar uma média correspondente a um preço de mercado do trabalho médico.

Por outro lado, a entrada desse profissional no cenário das relações de troca mercantis não mais ocorre espontaneamente ou por interesse exclusivo dos que praticam a medicina. Há uma legitimação e um controle que dependem da interferência do Estado, sobretudo regulamentando a formação pelos órgãos universitários e estabelecendo normas para a criação de associações profissionais. Em sua conformação político-jurídica, a medicina liberal é produto de todo um novo papel assumido pelo Estado na fase concorrencial do capitalismo, com sua relativa centralização de poderes e uma intervenção indireta, de caráter legislativo, visto que o Estado ainda não aparece como significativo agente promotor ou produtor direto de serviços. Para a maioria dos países latino-americanos, saídos de um jugo colonial ao longo do século XIX, e de uma economia restrita e monoexportadora, essas condições só foram obtidas no século XX, com o estabelecimento daquilo que a sociologia descreve como o Estado-nação.

Na qualidade de uma forma de organização social das práticas de saúde, a medicina liberal cresceu e tornou-se hegemônica durante todo um período em que ainda era reduzida, nesse campo, a penetração do capital, do Estado e, interligadamente, das formas de seguridade social. O consultório privado era o centro de acordo com o qual o médico articula suas práticas complementares, na faculdade, no hospital filantrópico e até nas atividades de saúde pública. Posteriormente, ao emergir o complexo médico-industrial, a medicina liberal tornou-se economicamente subordinada, foi-se amoldando às novas circunstâncias e viu-se reduzida apenas a um componente da nova forma de organização social, na fase de capitalismo monopolista. O singular, entretanto, é que, secundária e dominada, ela continuou a ser fonte inspiradora de muitos posicionamentos ideológicos e dos movimentos políticos dessa categoria.

Os lugares da prática

O ato médico é essencialmente um serviço – e um serviço de natureza pessoal – que exige contato imediato entre o prestador e o consumidor dessa forma particular de trabalho. Se no ato médico não atuarem o prestador ou o consumidor, será preciso haver uma mobilização a fim de se propiciar um encontro entre ambos, para que o serviço seja prestado.

Relatam os historiadores da Medicina que, na Antiguidade Clássica, os médicos perambulavam por diversas cidades e iam, de casa em casa, oferecendo seus préstimos para quem deles quisesse fazer uso, a terapêutica interna, a cirurgia e a dietética.

Descartada essa modalidade muito singular de venda de serviços médicos, há de se reconhecer que existem somente três formas clássicas de mobilização para o ato médico:

1. o médico vai ao domicílio do cliente, quando sua presença é expressamente solicitada;

2. o cliente busca o lugar específico de trabalho do médico, ou seja, seu consultório;

3. os dois se encontram em ambiente coletivo e tecnicamente diferenciado, o hospital.

Essas três modalidades de encontro do médico com seu paciente mais ou menos coexistem, com distintos significados e formas de desenvolvimento, ao longo de toda a história. O médico hipocrático dispunha de um *iatreion*, ou seja, uma oficina de trabalho, como os demais artesãos daquela sociedade. Por outra parte, "hospitais" existiram na Antiguidade, na Idade Média e no período colonial dos países do Novo Mundo.

Porém, é a maneira como esses lugares foram estruturados nas relações próprias a cada forma de organização social da prática médica que constitui o ponto mais interessante a ser analisado e, em relação a isso, quase todos os historiadores da Medicina se mostram omissos ou claramente equivocados. Também a medicina liberal, como forma histórica de organização social da prática médica, merece ser analisada e aqui também os historiadores da medicina omitiram-se ou equivocaram-se.

A medicina liberal, como forma histórica de organização social da Medicina, combina esses três *loci* de prática técnica, mas estabelece uma nítida hegemonia do trabalho em consultório. Tal hegemonia traduz-se não só no plano econômico como também no político-ideológico, pois no consultório é onde aparecem as condições supostamente ideais para um fecundo "diálogo singular" entre o médico e seu paciente.

O primado do consultório

O médico liberal típico que, nos países da América Latina, surgiu como figura proeminente do cenário social durante as primeiras décadas do século XX, era um profissional de múltiplas atividades. Ele visitava pacientes em seus domicílios, medicava na enfermaria de um hospital filantrópico, dedicava algum tempo a um dispensário de saúde pública, ensinava em uma cátedra de clínica ou cirurgia da faculdade médica, e assim por diante. Mas, sobretudo, o médico liberal atendia seus pacientes em consultório privado. Essa era sua forma específica de trabalho, de onde extraía o fundamental de seus rendimentos monetários e segundo a qual elaborava sua visão do mundo.

A possibilidade de fazer do atendimento em consultório a base primordial de uma ocupação pressupõe uma série de desenvolvimentos histórico-sociais que podem passar despercebidos e por isso mesmo convém mencioná-los aqui:

1. os indivíduos em condições de pagar por esses serviços vivem na mesma comunidade ou em comunidades próximas, porém sempre em um contexto urbano; a medicina liberal exige um determinado grau de concentração de necessidades e de recursos o que é típico das cidades, com a transferência definitiva para esse ambiente das classes dominantes e intermediárias de uma sociedade;

2. os meios de transporte tornaram-se relativamente rápidos e eficientes, facilitando inclusive o deslocamento dos que "não se sentem bem";

3. já existem formas apropriadas de comunicação, como o telefone, que possibilitam ao médico organizar sua agenda de atendimento, manter-se em contato com os pacientes e seus familiares, orientar o farmacêutico etc. (Starr, 1982, p.65ss).

Desse modo, o "médico a cavalo", que se deslocava penosamente para visitar seus pacientes em áreas rurais remotas, é uma figura que corresponde a um período prévio ao estabelecimento da verdadeira medicina liberal.[1]

Além desses requisitos de amadurecimento das forças produtivas sociais, a medicina liberal pressupõe que a sociedade já esteja imersa em ampla rede de relações mercantis, isto é, que a circulação de mercadorias e a venda de diversas formas de serviços sejam generalizadas. A consulta médica aparece, então, como um caso particular de troca sistemática de bens e serviços por seu equivalente monetário que se dá em toda a sociedade.

Nas nações latino-americanas essas condições surgiram, evidentemente, apenas quando se consolidou o chamado modelo agroexportador, com seu sem-número de mediações mercantis e financeiras que criaram e fizeram vicejar uma ampla população urbana. É dela que se extraíram os consumidores individuais

---

1 Algumas narrativas muito curiosas sobre o "médico a cavalo" (que não se identifica apenas com o praticante rural) podem ser lidas em Turner, 1958.

dos serviços prestados pela medicina liberal, ao mesmo tempo que os trabalhadores esboçavam algumas formas rudimentares de consumo mútuo de serviços médicos.

Essas forças econômico-sociais moldaram os serviços prestados pelo médico e o inseriram em uma rede de relações de troca de caráter eminentemente capitalista. Deu-se uma espécie de homogeneização do produto do trabalho médico, tanto em seu aspecto de valor de uso como no de valor de troca. A consulta expressa justamente essa unidade de valor de uso/valor de troca.

Uma consulta envolve, em primeiro lugar, certo padrão de utilização do tempo de trabalho de um médico; há uma tendência geral em fixar uma média de tempo devotado ao atendimento de cada paciente. Por outro lado, essas frações de tempo de disponibilidade de trabalho do médico tendem também a assumir um preço médio entre o conjunto dos prestadores desse serviço.

É claro que o preço da consulta, como manifestação de seu valor de troca, depende de fatores como a qualificação especial do médico, sua fama etc. Mas, em cada momento, não é nada difícil detectar uma média normativa entre os preços cobrados pelos diferentes profissionais (abstraímos aqui a situação particular da cirurgia, em que o problema do risco introduz uma série de variáveis circunstanciais, que influenciam o preço). Ademais, a própria corporação médica trata de converter o preço da consulta em item importante de seu código de ética, especialmente tendo em vista a prevenção da prática de preços muito abaixo da média, o que é considerado uma ação "desleal".

Em outras palavras, o primado do consultório, alcançado pela medicina liberal, proporcionou a entrada definitiva dos serviços dos médicos em um mercado competitivo. Pela primeira vez, na longa trajetória de compra e venda de seus serviços, o mercado passou a ter um efeito realmente regulador das unidades de trabalho e do valor da própria força de trabalho que lhe dá origem.

O que se supõe, em termos meramente econômicos, pelo exposto, é que a soma das unidades discretas de valor de uso/valor de troca (o tempo total dedicado ao atendimento em consultório) fosse capaz de reproduzir, para o empresário, o valor socialmente estabelecido da força de trabalho (como o fez logo a seguir), mas este vendia seu tempo de trabalho em unidades discretas que lhe deviam prover um rendimento global capaz de garantir a manutenção de sua capacidade de trabalho, nas condições sociais vigentes.

Essa era uma situação nova, já que, anteriormente, o preço da consulta e o próprio tempo de utilização eram fortemente influenciados por fatores não mercantis. O "médico a cavalo" ou o praticante rural do século XIX não tinha, nem podia ter, um preço fixo para seus serviços. Frequentemente, o que era cobrado dependia do tipo de relação interpessoal ou das posses do paciente.

A medicina liberal de consultório "despersonaliza" a relação mercantil e, simultaneamente, "personaliza" a relação técnica – e este é um preceito iniludível de seu código deontológico: cada paciente é um indivíduo e, como tal, deve ser diagnosticado e tratado, mas o serviço, em sua unidade mais simples, a consulta, tem um preço que não depende das características do consumidor.[2]

Isso não elimina a possibilidade de desenvolver uma dimensão complementar, personalizada também no plano financeiro, por um círculo de famílias que atendia como "clientela cativa". O médico liberal de consultório era também um "médico de família", mas esta relação, que lhe assegurava renome e posição perante os estratos sociais mais elevados, não era o canal fundamental de seu crescimento econômico.

Ademais, ele realizava uma série de atividades socialmente valorizadas, das quais pôde obter um provento suplementar ao ren-

---

2   A ideia de que a consulta seja o denominador comum dos serviços prestados pelos médicos e sua unidade contábil foi explicitamente defendida pelo dr. Castro Goiano, presidente do Sindicato Médico Brasileiro em 1933: "Os atos profissionais podem ser divididos em quatro categorias: consulta, visita, conferência, parto ou operação. O elemento simples que serve de tipo ou modelo é a consulta, que fixa, de um modo geral, a taxa para o cálculo das demais, tirante, é claro, os incidentes ou circunstâncias que as modificam".

dimento do consultório. Nenhum médico liberal de renome, em nenhuma latitude, jamais deixou de dedicar uma parte de seu precioso tempo ao atendimento de indigentes em hospitais filantrópicos como também ao ensino da Medicina, segundo o antigo sistema de cátedras.

Ao contrário do que é modernamente uma disciplina em determinado departamento de ciências de saúde, a cátedra era sempre de um doutor Fulano. Igualmente, em hospital universitário, o sistema personalizado exigia a distinção de cada enfermaria como a do professor Fulano, e assim era mantido o esquema honorífico de retribuição do grande médico liberal, fora de seu consultório.

Todos esses trabalhos beneméritos (já que muitas vezes o pagamento percebido nada mais era que simbólico) o compensavam pela perda da "auréola" ocasionada pelo sistema mercantil do consultório. Aliás, há que mencionar que a ideia de "mercantilização da Medicina" é algo explicitamente rejeitado pelo código de ética liberal. O que o médico deve receber nada mais é que um "honorário", uma justa recompensa monetária por seus serviços de "inestimável valor". Nesse particular, a ideologia liberal trata de tecer toda uma gama de nuances que busca garantir a livre concorrência entre pequenos produtores, denunciando, como excrescências, tanto a tendência ao assalariamento do trabalho como o empresariamento da atividade médica.

Portanto, a prática privada de consultório era de todo proeminente e determinante, mas não excluía uma grande variedade de atividades paralelas que, em última instância, lhe eram canalizadas pelo aumento do prestígio do médico e da ampliação de seus conhecimentos e suas habilidades.

A subordinação das distintas atividades

Do exposto, segue-se que o característico da medicina liberal não é a exclusão da atividade assalariada, mas a subordinação do conjunto de suas atividades ao esquema de reprodução mercantil simples que marca a relação de compra e venda de consultas. As atividades cumpridas sob soldo (já que é melhor reservar a palavra salário para uma subordinação real a uma relação capitalista) não se revestem, em si mesmas, de funcionalidade econômica.

Se todas as atividades de assistência e docência do médico liberal clássico submetiam-se às determinações mercantis peculiares ao trabalho em consultório, da mesma maneira, a classe médica, como um todo, inclusive os demais praticantes, como os boticários, com sua forma artesanal de preparação e venda de medicamentos, subordinavam-se, nesse momento, ao domínio das relações mercantis que prevaleciam na sociedade.

Pode-se dizer que a medicina liberal é produto da etapa do desenvolvimento capitalista que, por coincidência, é também chamada "liberal", por oposição, à etapa "monopolista" que se lhe segue. Esta caracterização é muito genérica, entretanto, e pouco útil, porque duas situações complicam bastante o quadro da análise: aquilo que é específico do desenvolvimento das sociedades dependentes (e de seu "capitalismo tardio") e a continuidade das formas "liberais" da prática médica ao longo do período seguinte (e mantendo-se até os dias atuais). Vale dizer que a "subordinação mercantil" deveria ser sempre objeto de estudo de casos nacionais, especialmente porque existem condicionantes decisivos no nível da conformação das relações entre Estado e sociedade.

Em sua evolução, em cada contexto nacional, haveria de se distinguir em que momento apareceu a modalidade clássica e em que circunstâncias ela foi se transmutando em forma neoliberal, que convive, mesmo que conflitivamente, com a penetração crescente do capital no setor, e a presença do Estado como prestador direto de serviços de saúde.

Em relação a esse processo, é interessante acompanhar a mudança de posição das agremiações médicas: as entidades trataram de rejeitar, inicialmente, qualquer vínculo com o mutualismo e o seguro social, mas, enquanto isso, muitos praticantes, menos eméritos, deixavam-se assalariar por essas instituições de trabalhadores; posteriormente, reconheceram, como legítimos, os objetivos da seguridade social, desde que se mantivessem as condições de remuneração por unidade de serviço e de livre escolha dos médicos.

A passagem da medicina liberal clássica à medicina neoliberal, a qual, em nossos dias, é apenas um segmento da forma moderna de organização social das práticas de saúde, ocorreu por mudanças não só nas relações econômicas internas como também por subordinação ao capital no conjunto da sociedade.

Para o médico liberal clássico, a mercadoria mais útil e valiosa de que dispunha era sua própria força de trabalho, com sua qualificação peculiar. A legitimidade obtida em centro universitário conferia-lhe quase tudo que era necessário para se instalar como médico; os meios de trabalho, incluída a infraestrutura física do consultório, representavam custos reduzidos, facultados sem maiores problemas por poupanças individuais ou familiares.

Assim, o mercado de trabalho do médico liberal clássico não era mediado pelo capital. Ou seja, como pequeno comerciante, esse médico subordinava-se a relações de compra e venda, mas se situava, por assim dizer, à margem da acumulação capitalista. Inúmeros episódios da história médica, de rebeldia contra avanços do capital e de iniciativas do Estado, demonstram o quanto se enraizou no grupo profissional o preceito de autonomia como representação de relações mercantis hipostasiadas.

Quando o capital começou a invadir o campo da produção de medicamentos, a ética corporativa insurgiu-se contra a ideia de limitar o médico à função de prescrever uma droga padronizada; a capacidade de indicar os ingredientes básicos de cada preparado farmacêutico havia sido, por muito tempo, uma prerrogativa e uma manifestação patente da especialidade do saber médico.[3]

---

3 Um episódio de conflito entre a ética liberal e o início da industrialização no setor farmacêutico é descrito com bastante propriedade em: McTarvish, 1987.

A medicina neoliberal já não alberga tais ilusões. Em primeiro lugar, ela se submete diretamente às relações capitalistas; a complexidade técnica da Medicina, a necessidade de trabalho administrativo e auxiliar fazem que um consultório moderno seja caracterizado como um nítido investimento de capital. O médico transforma-se não só em empresário de si mesmo, mas detém frações maiores ou menores de "capital constante" e "capital variável". Nesse sentido, o consultório é um exemplo típico de uma microempresa inserida na dinâmica da acumulação capitalista.

O grande problema para esse novo tipo de pequeno empreendimento não é tanto o de obter o capital necessário para instalá-lo (que, de todos os modos, a depender da especialidade, pode ser considerável), mas o acesso à clientela em contexto em que muitas vezes os estabelecimentos estatais ou parestatais (como os da seguridade social) e as empresas privadas de grande porte criam uma situação de "oligopólio" do mercado de serviços de saúde.

Essa pequena unidade de produção que é o consultório moderno, em forma isolada ou em esquema de cooperação entre os produtores, funciona, mesmo assim, com regras capitalistas inequívocas. Ademais, o médico neoliberal e o conjunto das práticas de saúde passam a ter uma conexão direta ou indireta com a indústria de medicamentos e de equipamentos, em outras palavras, entram em subordinação formal ao grande capital industrial. Para todos os efeitos, a prescrição moderna de medicamentos "presta um serviço" à indústria. Ela é uma engrenagem fundamental em sua produção econômica tal como é a publicidade pelos meios de comunicação de massa.

Essa evolução pressupõe, entretanto, uma descontinuidade; o complexo médico-industrial que marca a moderna forma de organização das práticas de saúde rompe com a medicina liberal nos planos econômicos e político-jurídico e incorpora alguns de seus elementos em segmento específico e subalterno que é a medicina neoliberal. O que é curioso (mas não podemos mais que mencionar aqui) é que muitos dos valores e da visão de mundo da medicina liberal são preservados nessa transformação.

A medicina liberal clássica cultua e exalta o personalismo e o individualismo no tocante à relação médico/paciente e, na esfera econômica, valoriza a concorrência e o mérito individual. Nesse particular, sua ideologia mimetiza o liberalismo econômico, mas com particularidades de uma interpretação própria a quem gere um pequeno negócio (a expressão "pequeno burguês", apesar de muito desgastada, aplica-se adequadamente a esse caso).

Há mais de cinquenta anos, um grande ideólogo da medicina liberal no Brasil, Clementino Fraga, assim escrevia sobre a participação do Estado na prestação de cuidados de saúde:

> A medicina do Estado sujeita o exercício profissional às rédeas do funcionalismo público; prescreve atribuições e deforma, por vezes, a capacidade individual, subordinada à rigidez dos regulamentos em matéria técnica, que lida com as inconstâncias e mutações da biologia humana ... Nada do complexo moral que entre médico e doente eleva e dignifica a profissão; nada da autoridade desejada e refletida, ancorada na livre escolha; nada disto subsiste na medicina que se impõe ao cliente e que se exerce sem as afinidades sacramentais da confiança recíproca. (1936, p.17-8)

Aparentemente, uma parte significativa dos médicos praticantes que se amoldam como neoliberais, ou como produtores assalariados, irá explicitamente arregimentar-se em denúncia de que a "estatização e a mercantilização" da Medicina violam as bases morais e técnicas da legítima relação médico/paciente.

Quanto a esse tema, há de se observar que a medicina liberal, ao longo de toda sua evolução, jamais logrou equacionar com objetividade o problema da assistência de saúde dos trabalhadores e da população em geral. Por isso, desde os tempos das mutualidades, o equilíbrio que os sistemas securitários sociais estabelecem com a prática privada da Medicina é instável, e os conflitos são uma constante. A medicina neoliberal sujeita-se atualmente, em inúmeros países, a papel acessório e secundário, complementar às modalidades estatais e/ou empresariais de atendimento de massa. Aferradas aos valores da autonomia e da livre escolha, as diversas variantes da medicina liberal manifestam características econômicas e ideológicas de difícil compatibilização com os preceitos de cobertura universal, que vão pouco a pouco se consagrando em todas as latitudes e estão na base dos distintos processos de transformação dos sistemas nacionais de saúde.

Referências bibliográficas

AGOSTINHO, SANTO (San Augustin). *Obras de San Augustin*. Madrid: Editorial Católica, 1951. v.3.

ARISTÓTELES. Metafísica, v.1. In: _____. *Aristóteles*. São Paulo: Abril Cultural, 1977. (Os Pensadores)

AROUCA, A. S. S. *O dilema preventivista*: contribuição para compreensão e crítica da medicina preventiva. Rio de Janeiro: Fiocruz; São Paulo: Editora UNESP, 2003.

AUSTIN, M., VIDAL-NAQUET, P. *Economia e sociedade na Grécia Antiga*. Lisboa: Edições 70, 1986.

BACHELARD, G. *La formation de l'esprit scientifique*. 9.ed. Paris: J. Crin, 1975.

BICHAT, J.-X. Traité des membranes. In: _____. *Oeuvres*. s.n.t. v.10.

BROWN, TH. M. The College of Physicians and acceptance of Iatromechanism in England, 1665-1695. *Bull. Hist. Med.*, v.44, n.1, p.12-30, 1970.

BULLOUGH, V. L. The Development of the Medical University at Montpellier to the End of the Fourteenth Century. *Bulletin of the History of Medicine*, v.30, n.6, p.509-23, 1956.

BULLOUGH, V. L. Medieval Bologna and the Development of Medical Education. *Bull. Hist. Med.*, v.32, n.3, p.201-15, 1958.

_____. Population and the Study and Practice of Medieval Medicine. *Bull. Hist. Med.*, v.36, n.1, p.62-9, 1962.

C.E.R.M. *Sobre o feudalismo*. Lisboa: Estampa, 1973.

CABANIS. *Oeuvres Complètes de Cabanis*. Paris: Bossange Frères, 1823.

CAMPOS, G. W. S. *Os médicos e a política de saúde*. 2.ed. São Paulo: Hucitec, 2006.

CELSO, A. C. *Traité de Médecine de A.C. Celse*. Trad. A. Védrénes. Paris: Baillière, 1876.

CHAULIAC. La Chirurgie de Maître Jean Yperman, le père de la chirurgie flamande (1295-1351). Trad. J. Carolus, Gand, F. & E. Gyselynck, 1854.

CORVISART, J. N. *Essai sur les maladies et les lesions organiques du coeur et des gros vaisseaux*. Paris: Migneret, 1806.

_____. *Nouvelle méthode pour reconnaitre les maladies internes de la poitrine par la percussion de cette cavité, par Auembrugger*. Paris: Migneret, 1808.

COUTINHO, C. N. *O estruturalismo e a miséria da razão*. Rio de Janeiro: Paz e Terra, 1972.

D'AGRAMONT, J. Regiment de Preservacio a Epidimia o Pestilencia e Mortaldats. Translated into English by M.L. Duran-Reinals and C.-E.A. Winslow. *Bull. Hist. Med.*, v.23, n.1, p.57-89, 1949.

DAREMBERG, CH. *La médecine, histoire et doctrines*. Paris: Librairie Académique, 1865.

_____. *Histoire des sciences médicales*. Paris: Baillière, 1870.

DICTIONNAIRE des Sciences Médicales. Paris: Panckoucke, 1819. v.31.

DOBB, M. The Transition from Feudalism. In: _____. *Papers on Capitalism, Development and Planning*. London: Routledge, 1968.

_____. *A evolução do capitalismo*. 5.ed. Rio de Janeiro: Jorge Zahar, 1976.

DONNANGELO, M. C. F. *Medicina e Sociedade* (O médico e seu mercado de trabalho). São Paulo: Pioneira, 1975.

DONNANGELO, M. C. F., PEREIRA, L. *Saúde e sociedade*. São Paulo: Duas Cidades, 1976.

DUNNOYER, C., J. C. SENEUIL. *A liberdade profissional e os privilégios escolares e technicos.* Rio de Janeiro: Apostolado Pozitivista do Brasil, 1899.

EDELSTEIN, L. *Ancient Medicine, Selected Papers of Ludwig Edelstein.* Edited by O. and C. L. Temkim, Baltimore: The Johns Hopkins University Press, 1987.

FABRE, R., DILLEMANN, G. *Histoire de la Pharmacie.* Paris: PUF, 1971. (Que sais-je?, 1035)

FOUCAULT, M. *As palavras e as coisas.* Lisboa: Portugália, s.d.

_____. *Naissance de la clinique.* 2.ed. Paris: PUF, 1972.

_____. *O nascimento do hospital.* Texto de conferência pronunciada na UERJ. Rio de Janeiro, 1974. (mimeo.)

FOUSTEL DE COULANGES. *A cidade antiga.* São Paulo: Hemus, 1975.

FRAGA, C. *Erros e preceitos de medicina social.* Rio de Janeiro: Guanabara, 1936.

GELFAND, T. Empiricism and Eighteenth-Century French Surgery. *Bull. Hist. Med.,* v.44, n.1, p.40-53, 1970.

_____. The "Paris Manner" of Dissection: Student Anatomical Dissection in Early Eighteenth Century Paris. *Bull. Hist. Med.,* v.46, n.2, p.99-129, 1972.

_____. The Hospice of The Paris College of Surgery (1774-1793), "A Unique and Unvaluable Institution". *Bull. Hist. Med.,* v.47, n.4, p.375-93, 1973.

GOIANO, C. *Honorários médicos.* Tese oficial apresentada ao segundo Congresso Médico Sindicalista Brasileiro. Porto Alegre, jul. 1933.

GOTTFRIED, R. S. *Doctors and Medicine in Medieval England.* Princeton: Princeton University Press, 1986.

GRAMSCI, A. *Os intelectuais e a organização da cultura.* Rio de Janeiro: Civilização Brasileira, 1968.

GUSMÃO, A. *A Real Abadia de Alcobaça* (Estudo histórico-arqueológico). Lisboa: Ulisseia, 1948.

HANNAWAY, C. C. The Société Royale de Médecine and epidemics in the Ancien Régime. *Bull. Hist. Med.,* v.46, n.3, p.257-73, 1972.

HIPÓCRATES (HIPPOCRATE). *Oeuvres d'Hipocrate*. Trad. E. Littré. Paris: Baillière, 1839-61.

_____. *Du Régime*. Texte établi et traduit par Robert Joly. Paris: Société D'Édition "Les Belles Lettres", 1967.

HUGO DE SÃO VÍTOR (HUGH OF ST. VICTOR). On Study and Teaching (Didascalion). In: ROSS, J. M., MCLAUGHLIN, M. M. *The Portable Medieval Reader*. New York: Penguin Books, 1985.

JAEGER, W. *"Paideia"*, a formação do homem grego. São Paulo: Martins Fontes, 1979.

KIBRE, P. The Faculty of Medicine at Paris, Charlatanism, and Unlicensed Practices in the Later Middle Ages. *Bull. Hist. Med.*, v.27, n.1, p.1-20, 1953.

LAENNEC, R. T. H. Traité de l'auscultation médiate. 2.ed. Paris: Chaudé, 1826. v.1.

LE GOFF, J. *Pour un autre Moyen Age*: temps, travail et culture en Occident: 18 essais. Paris: Gallimard, 1977a.

_____. *Os intelectuais na Idade Média*. Lisboa: Estúdios Cor, 1977b.

LÉON, A. *Histoire del'enseignement en France*. 2.ed. Paris: PUF, 1972. (Que sais-je?, 393)

LERICHE, R. *La philosophie de la chirurgie*. Paris: Masson, 1951.

LUKÁCS, G. *Estética*. Barcelona: Grijalbo, 1966. v.1.

MARX, K. *O capital*. Rio de Janeiro: Civilização Brasileira, 1968. v.1.

_____. *Los fundamentos de la crítica de la economía política*. Madrid: Comunication, 1972. v.1

MARX, K., ENGELS, F. *A ideologia alemã*. Lisboa: Editorial Presença, s.d. v.1.

McTARVISH, J. R. What´s a name? Aspirin and the American Medical Association. *Bull. Hist. Med.* v.61, n.3, p.343-366, aut.1987.

MOLLIÈRE. *Tartufo e O doente imaginário*. Trad. Guilherme Figueiredo. Rio de Janeiro: Civilização Brasileira, 1975.

MONDEVILLE, H. *Chirurgie de Maître Henri de Mondeville*. Trad. E. Nicaise. Paris: Félix Alcan, 1893.

MONTEIRO, H. *Origens da cirurgia portuense*. Porto: Araújo e Sobrinhos, 1926.

MORÃO, ROSA E PIMENTA. *Notícia dos três primeiros livros em vernáculo sobre a medicina no Brasil*. Recife: Arquivo Público de Pernambuco, 1956.

NIEBYL, P. H. Science and Metaphor in the Medicine of Restoration England. *Bull. Hist. Med.*, v.47, n.4, p.356-74, 1973.

PARAIN, C. Caracteres gerais do feudalismo. In: C.E.R.M. *Sobre o feudalismo*. Lisboa: Estampa, 1973.

PETTY, W. A Treatise of Taxes & Contributions. In: _____. *The Economic Writings of Sir William Petty*. Edited by Ch. Henry Hull. New York: Augustus Kelley, 1963. v.1.

PLATÃO (PLATO). *Charmides, The Dialogues of Plato*. Translated by Benjamin Jowett. Chicago: Encyclopaedia Britannica, 1980. (Great Books of the Western World)

PRANDI, J. R. *O trabalhador por conta própria sob o capitalismo*. São Paulo: Símbolo, 1978.

QUESNAY, F. *Oeuvres Économiques et Philosophiques*. Publ. Auguste Oncken, fac-simile ed. 1888. Darmstadt: Scientia Verlag Aalen, 1965.

RIBEIRO SANCHES, A. N. *Obras*. Coimbra: Imprensa da Universidade, 1959. v.1.

RIESMAN, D. *The Story of Medicine in the Middle Ages*. New York: s.n., 1936.

ROBINSON, V. *La Medicina en la Historia*. Buenos Aires: Tridente, 1947.

ROSEN, G. The Fate of the Concept of Medical Police. *Centaurus*, v.5, p.97-113, 1957.

SANTOS FILHO, L. *História da medicina no Brasil*. São Paulo: Companhia Editora Nacional, 1947.

SCHRAIBER, L. B. O médico e seu trabalho. São Paulo: Hucitec, 1993.

SIGERIST, H. The History of Medical Licensure. *JAMA*, v.104, p.1057-60,1935.

_____. *Hitos en la historia de la salud pública*. México: Siglo Veintiuno, 1981.

SMITH, A. *A riqueza das nações*. São Paulo: Abril Cultural, 1983. v.1.

SOUTH, J. F. *Memorials of the Craft of Surgery in England*. London: Cassel and Company, s.d.

STARR, P. *The Social Transformation of American Medicine*. New York: Basic Books, 1982.

TEMKIM, O. The Role of Surgery in the Rise of Modern Medical Thought. *Bull. Hist. Med.*, v.25, n.3, p.248-59, 1951.

THORWALD, J. *O século dos cirurgiões*. São Paulo: Boa Leitura, 1960.

TREBUCHET, A. *Jurisprudence de la médecine, de la chirurgie, et de la pharmacie en France*. Paris: Brosson, 1834.

TURNER, E. S. *Call the Doctor, A Social History of Medical Men*. London: Michael Joseph, 1958.

VERNANT, J.-P., NAQUET, P.-V. *Trabalho e escravidão na Grécia Antiga*. Campinas: Papirus, 1989.

WINSLOW, C.-E.A. *The Conquest of Epidemic Diseases*: a chapter in the history of ideas. Princeton: Princeton University Press, 1944.

ZIMMERMAN, L., VEITH, I. *Great Ideas in the History of Surgery*. New York: Dover, 1967.

Bibliografia complementar

ALBERTO, O GRANDE. *Les Admirables Secrets d'Albert le Grand*. Lyon: Héritiers de Beringos frates, 1775.

ALDEBRANDINO DE SENA. *Le Régime du Corps de Maître Aldebrandin de Sienne*. Texte français du XIIIe siècle. Louis Landouzy et Roger Pépin. Paris: H. Champion, 1911.

AROUCA, A. S. S. *O dilema preventivista*: contribuição para a compreensão e crítica da medicina preventiva. Campinas, 1975. Tese (Doutorado) – Universidade Estadual de Campinas.

BARYÉTY, M., COURY, C. *Histoire de la Médecine*. Paris: Fayard, 1963.

CANGUILHEM, G. *Lo Normal y lo Patológico*. Buenos Aires: Siglo Veinteuno, 1971.

CARVALHO, A. S. *O culto de S. Cosme e S. Damião em Portugal e no Brasil*: história das sociedades médicas portuguesas. Coimbra: Imprensa da Universidade, 1928.

CASTIGLIONI, A. *História da medicina*. São Paulo: Companhia Editora Nacional, 1947. 2v.

CONTI, L. et al. *Medicina y Sociedad*. Barcelona: Fontanela, 1972.

ENTRALGO, P. L. *El Medico y el Enfermo*. Madrid: Guadarrama, 1969.

GIANNOTTI, J. A. O ardil do trabalho. In: _____. *Exercícios de Filosofia*. São Paulo: Brasiliense-Cebrap, 1975.

LAVEDAN, P. *Dictionnaire illustré de la mythologie et des Antiquités grecques et romaines*. Paris: Hachette, 1931.

PARÉ, A. *Oeuvres Complètes d'Ambroise Paré*. Introd. par J.-F. Malgaigne. Paris: Baillière, 1840. 3v.

SARTON, G. *Science and Learning the XIVth Century* (Introduction to the History of Science). Baltimore: *Williams and Wilkins*, 1947. 2v.

SIGERIST, H. *Historia y Sociología de la Medicina*. Bogotá: Gustavo Molina, 1974.

SYDENHAM, TH. *Oeuvres de Médecine Pratique*. Paris: Sevalle, 1816. v.2.

THORNDIKE, L. *A History of Magic and Experimental Science*. New York: Macmillan, 1934. 6v.

SOBRE O LIVRO

Formato: 14 x 21 cm
Mancha: 23 x 43 paicas
Tipologia: Iowan Old Style 10/14
Papel: Offset 75 g/m2 (miolo)
Cartão Supremo 250 g/m2 (capa)
1ª edição: 2007

EQUIPE DE REALIZAÇÃO

Edição de Texto
Sônia Augusto (Copidesque)
Sandra Garcia Cortés (Preparação de Original)
Regina Machado (Revisão)
Oitava Rima Prod. Editorial (Atualização Ortográfica)

Editoração Eletrônica
Oitava Rima Prod. Editorial (Diagramação)

Impressão e acabamento

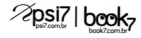